Se libérer de l'anxiété par l'herboristerie

Données de catalogage avant publication (Canada)

Lamarre, Daniel, 1960-

Se libérer de l'anxiété par l'herboristerie

(Collection Santé naturelle)

ISBN 2-7640-0386-2

1. Angoisse – Médecines parallèles. 2. Herbes – Emploi en thérapeutique. 3. Plantes médicinales. I. Titre. II. Collection: Collection Santé naturelle (Outremont, Québec).

RC531.L36 2000 616.85'223069 C99-941797-5

LES ÉDITIONS QUEBECOR
7, chemin Bates
Outremont (Québec)
H2V 1A6
Tél.: (514) 270-1746

Bibliothèque nationale du Québec
Bibliothèque nationale du Canada
ISBN: 2-7640-0386-2

Éditeur: Jacques Simard
Coordonnatrice de la production: Dianne Rioux
Conception de la page couverture: Bernard Langlois
Correction d'épreuves: Francine St-Jean
Photo de la page couverture: John Isaac/Masterfile
Infographie: Claude Bergeron

Nous reconnaissons l'aide financière du gouvernement du Canada par l'entremise du Programme d'Aide au Développement de l'Industrie de l'Édition pour nos activités d'édition.

Se libérer de l'anxiété par l'herboristerie

Daniel Lamarre

LES ÉDITIONS
Quebecor

À la mémoire de Taia,
et la valeur irremplaçable
de chaque instant qui fait... une vie.

Remerciements

J'aimerais remercier sincèrement les horticulteurs qui, à la croisée des chemins, ont donné de nouvelles dimensions à mon exploration de cet art ancestral; merci à Yves Gagnon, qui m'a introduit aux bienfaits de la culture écologique et qui m'a convaincu de l'importance des plantes sauvages, et à Ronald Leduc, qui m'a transmis l'envie de communiquer mon amour des plantes, dans la simplicité.

Merci également à l'honorable Lise Thibault, lieutenant-gouverneur du Québec, qui m'a fait prendre conscience des vertus thérapeutiques du jardinage.

À Lise et à Douglas Armstrong, pour leur amitié et leur appui.

Merci enfin à tous les chercheurs et communicateurs qui ont rendu possible cet ouvrage grâce à leurs travaux.

« L'homme ne doit pas laisser l'horloge et le calendrier l'aveugler au fait que chaque moment de sa vie est un miracle et un mystère. »

H. G. Wells

Avant-propos

L'utilisation des végétaux dans un but thérapeutique peut ne pas convenir à tous. Des effets secondaires non négligeables sont parfois reliés à leur usage ; par exemple, il peut provoquer des réactions allergiques et même nuire à la grossesse. L'interaction avec certains médicaments peut aussi comporter des risques pour la santé.

Les informations contenues dans ce livre consistent en une collecte des données qui servent de références à ce jour. Elles ne doivent en aucun cas remplacer un traitement en cours. Il est essentiel de consulter un professionnel de la santé avant d'entreprendre quelque démarche ou traitement que ce soit.

Introduction

Le stress est la base de l'évolution. Si Cro-Magnon et sa fiancée n'avaient pas eu froid dans leur grotte humide, ils y seraient restés. C'est le stress qui a motivé en premier lieu l'exploration de l'environnement et qui a donné naissance à la philosophie et à la science, dans la recherche d'une meilleure qualité de vie.

Le stress n'est donc pas que négatif. C'est lorsqu'on ne peut le gérer adéquatement qu'il devient nuisible. Considéré comme la maladie du siècle dans les années 1970, le stress est devenu un fait normal en notre époque où tout va trop vite. Les réponses de l'organisme vis-à-vis de ce phénomène peuvent se manifester sous plusieurs formes ; l'anxiété, qui est le résultat d'un déséquilibre hormonal, consiste en une réponse exagérée de l'organisme face au stress.

Plusieurs spécialistes croient que des répercussions beaucoup plus vastes et dommageables, dont le cancer, sont imputables à une mauvaise gestion du stress et de l'anxiété. Cette maladie et d'autres affections comme le syndrome de fatigue chronique, les maladies reliées à l'environnement et l'insomnie affecteraient jusqu'à 40 % des Canadiens.

Les symptômes bénins de l'anxiété peuvent n'être que passagers et comporter des inconvénients plus ou moins sérieux, comme des troubles partiels de la mémoire (par exemple, on vérifie plusieurs fois si on a bien ses clés, ou on oublie son NIP au moment d'une transaction bancaire !). Parfois, apparaissent des petites manies comme se ronger les ongles ou bien de l'insomnie passagère. Les gens qui souffrent d'anxiété chronique, eux, remettent constamment tout en question, doutent d'eux-mêmes, se créent toutes sortes de craintes ou de phobies et se replient de plus en plus sur eux-mêmes. Un fil très mince les sépare de la dépression.

Si vous ne connaissez personne de votre entourage qui correspond à cette description, pensez à Woody Allen qui a basé son œuvre sur ses propres symptômes. Les rôles qu'il s'est attribués au cours de sa carrière exprimaient tous les mêmes problèmes de comportement révélant une grande anxiété.

L'anxiété est omniprésente dans notre société depuis toujours. C'est une condition de vie qui fait partie de tous les aspects de notre existence.

De nos jours, les publicistes et les spécialistes en marketing l'exploitent à outrance et la littérature publiée à son sujet ne se compte plus. Bref, elle fait partie de notre culture. De fait, Alfred Hitchcock, qui avait mis au point une technique parfaite afin de bien placer le spectateur dans l'attente constante d'un événement incertain et macabre, affirmait que l'anxiété était l'ingrédient principal de son œuvre. Elle est également source d'inspiration pour de nombreux humoristes.

On nous propose même un peu partout des méthodes et des approches différentes pour contrer ses effets négatifs. On ne parle plus seulement que de réflexologie, de méditation ou de relaxation scientifique, mais aussi de musicothérapie, d'aromathérapie, de vinothérapie et de cures du sommeil. Les besoins sont si réels que tous les plaisirs de la vie deviendront bientôt thérapeutiques !

Ces thérapies peuvent être bénéfiques pour plusieurs, mais elles ne sont pas accessibles à tous ceux pour qui les temps libres sont rares. Une alimentation surveillée et une prévention consciente face aux traumatismes environnementaux constituent pour ces gens les premiers moyens de réduire les dommages. Mais à moins de vivre en réclusion totale, à l'instar des moines bouddhistes tibétains, il reste toujours des formes d'exposition au stress qu'on ne peut éviter.

La psychothérapie et la médecine traditionnelle offrent des solutions de traitement valables, mais qui, une fois de plus, ne conviennent pas à tous et comportent parfois des inconvénients indésirables. Par exemple, on ne peut utiliser les somnifères et les sédatifs que sur une très courte période et seulement lorsque les problèmes persistent et sont considérés comme graves. Leur usage régulier exige des doses sans cesse supérieures et qui occasionnent une sérieuse dépendance. Ces drogues ne sont recommandées qu'en dernier recours.

La pharmacologie actuelle a aussi d'autres failles. Plusieurs médecins admettent aujourd'hui que, bien souvent, les coûts et les efforts consentis afin de contrer les effets secondaires d'un traitement sont plus élevés que le traitement lui-même. L'herboristerie apporte, quant à elle, des solutions de soutien à une démarche pour l'assainissement de l'organisme et la conservation d'un équilibre qui régit notre santé et nos humeurs, à l'aide de notre environnement et en accord avec lui.

L'usage des plantes médicinales remonte à l'aube de l'humanité. Depuis les sorciers, les chamans, les alchimistes, et grâce à leurs propriétés thérapeutiques, ces plantes ont plusieurs fois influencé et même changé en quelques occasions le cours de l'histoire. Aujourd'hui dans le monde, selon l'organisation Worldwatch Institute, 3,5 milliards de personnes dans les pays en développement dépendent des plantes pour se soigner ; en médecine traditionnelle, 4 médicaments sur 10 sont des extraits ou des variantes de synthèse de composants d'origine végétale.

Grâce aux nouvelles technologies, la phytothérapie vit présentement son âge d'or. Les recherches en médecine permettent une compréhension constamment améliorée des mécanismes de la vie. Pour des fins de prévention comme de traitement, la communauté scientifique évoque maintenant un environnement hormonal équilibré. Les nouvelles biotechnologies permettent de déterminer précisément les composés actifs des plantes et leur action sur cet environnement.

En fait, plusieurs plantes sont reconnues depuis longtemps pour leur capacité à soulager les symptômes tels que l'anxiété et l'insomnie. Le millepertuis, la passiflore et la valériane sont des herbes qui ont prouvé depuis longtemps leurs potentiels thérapeutiques pour cet usage et sont toujours des sujets d'études approfondies de nos jours.

Récemment introduit dans le paysage de l'herboristerie, le kava a pu, lui aussi, démontrer ses propriétés remarquables pour soulager ces symptômes. Cette plante, traditionnellement utilisée par les peuples de l'Océanie depuis des siècles, est maintenant approuvée par le système de santé officiel en Allemagne et est actuellement à gagner ses lettres d'honneur aux États-Unis.

Le présent ouvrage propose de faire connaissance avec ce nouvel allié dans la guerre des nerfs au quotidien. Il présente aussi une mise à jour sur d'autres plantes qui peuvent soulager ou prévenir l'anxiété et d'autres agressions que subit notre métabolisme face à la multitude de stresseurs que nous vivons.

Ce livre offre également un survol des implications reliées à la production et à la consommation des végétaux dans un but thérapeutique. La santé, l'environnement et l'horticulture sont ainsi réunis afin de permettre une approche qui favorise l'épanouissement de l'être dans des conditions saines et positives.

Mal nécessaire, la description des symptômes reliés à l'anxiété et des effets secondaires des médicaments de synthèse, ainsi qu'un résumé des dommages que les produits chimiques causent à l'environnement et à la santé peuvent s'avérer une source d'anxiété à leur simple lecture. Je m'en excuse et j'espère que ce sera peut-être une des dernières fois que vous éprouverez ce sentiment.

Enfin, j'aimerais mentionner que le jardinage peut aussi être thérapeutique en soi. Outre les recommandations sur la consommation des extraits commerciaux, je vous propose quelques notions pratiques de culture écologique pour les plantes médicinales décrites dans ce livre. Des méthodes de transformation accompagnent cet ouvrage qui, je l'espère, contribuera à votre mieux-être.

Chapitre 1

Causes, effets et conséquences

« Un sentiment est une tension de l'âme. »
Jean-Paul Sartre

Le bon stress

Le stress consiste principalement en une stimulation de l'organisme afin de répondre à une demande. Sans cette stimulation, il serait impossible de donner le meilleur de soi-même. Permettez-moi ici une anecdote personnelle.

Ma première chronique en direct à la télévision est encore toute fraîche à ma mémoire. Contrairement aux émissions qui sont produites en différé, auxquelles j'étais habitué et dont tous les textes étaient préalablement préparés, la planification de cette chronique consistait à bien établir le sujet et la présentation ; les questions qui seraient posées seraient à la discrétion de l'animateur. Il me fallait être prêt à tout.

C'est donc avec une certaine nervosité, bien contrôlée, que je me suis rendu à la salle de maquillage. Après quelques minutes, la très gentille maquilleuse me fit la remarque que j'étais exceptionnellement calme considérant que je me présentais en direct devant 350 000 personnes pour la première fois...

Il n'en fallut pas plus pour que je me mette à transpirer abondamment au point de rendre difficile le travail de cette personne.

En partie grâce à l'état dans lequel le stress m'avait soudainement plongé, la chronique fut excellente et je n'ai jamais depuis répondu à autant de questions en si peu de temps. Le temps de réponse était instantané et mon élocution à son mieux. Toute ma concentration était centrée sur l'animateur au point que je percevais à peine les caméras et les projecteurs qui nous entouraient.

Mais le stress ne s'est pas éteint comme le fit la lumière rouge de la caméra fixée sur moi. Quelques minutes plus tard, hors des ondes, j'étais devenu tellement nerveux qu'il m'était impossible de répondre à une question pourtant très simple. À la surprise de mon interlocuteur, qui avait fort apprécié la chronique, j'étais incapable d'épeler ni même d'écrire le nom d'une simple plante. J'avais l'impression de ne plus avoir accès à l'information qui, pourtant, se situait entre la surface de ma mémoire et le bout de ma langue. Je transpirais de nouveau, ma respiration était accélérée et j'avais soudainement la bouche toute sèche.

D'utile, le stress était devenu nuisible.

(Stress + détresse = anxiété) = maladie

La question ne se pose même pas ; vous êtes stressé !

Le stress est universel, chacun de nous l'éprouve à répétition au cours de sa vie. C'est une fonction biologique propre à toutes formes vivantes et un élément indissociable du quotidien. Depuis le début du siècle, on a publié plus de 100 000 livres à son sujet. Le stress étant la source principale de l'anxiété, en voici les grandes lignes.

Notre compréhension du stress, préalablement répertorié sous différentes appellations, a évolué avec la recherche. En 1936, le biologiste Hans Selye, qui a découvert le syndrome général d'adaptation (SGA) au cours de ses recherches sur une hormone sexuelle, a démontré que les stresseurs (stimulus externes), outre des réactions spécifiques, produisent tous une réaction biologique identique, qu'il a plus tard nommée « stress ».

Il a basé cette découverte sur le fait que l'autopsie de tout être qui est mort des suites du stress révèle invariablement des ganglions lymphatiques, des glandes surrénales et un thymus atrophiés, ainsi que des ulcères gastro-intestinaux. Le thymus et les ganglions lymphatiques forment un système désigné comme étant l'appareil thymicolymphatique, le « système d'alarme » qui intervient principalement pour les réactions défensives.

Le stress est donc un ensemble de perturbations biologiques et psychiques provoquées par une agression sur l'organisme. Ces perturbations modifient le langage chimique du métabolisme, qui tente de s'adapter en réponse à ces agressions ; cela entraîne des réactions physiologiques stéréotypées.

Lorsqu'il est sous tension, l'être humain entre dans un état d'alerte physiologique. Cet état l'aide à mieux appréhender le danger et stimule les émotions (combat, fuite ou compromis) afin de répondre à l'agression.

L'activation de l'alerte sur le métabolisme produit l'énergie physique et psychologique requise afin de se défendre.

Une activation continue ou trop élevée entraîne invariablement un état de détresse physique ou psychologique.

Le stress est, hors de tout doute, responsable de nombreuses manifestations pathologiques pouvant aller jusqu'à la mort. On a d'ailleurs répertorié une multitude de symptômes et de maladies reliées à son action sur l'organisme. Bien qu'il y ait divergences d'opinion dans cette matière, tous les spécialistes sont d'accord pour affirmer que le stress tient un rôle déterminant dans trois catégories de symptômes physiques : les maux de dos et de tête, l'hypertension artérielle et les ulcères gastro-intestinaux.

Le stress tient également une place importante dans le développement de désordres psychologiques. La gamme de ces symptômes s'étend de la simple fatigue à l'anxiété et de la dépression jusqu'à la schizophrénie. Cette dernière condition serait l'ultime mécanisme de défense de l'individu qui ne peut faire face au stress et surmonter l'anxiété.

Lorsque ces états deviennent chroniques, les personnes affectées ne manifestent aucune motivation pour les activités quotidiennes ; elles éprouvent des problèmes au travail et s'enfoncent de plus en plus dans un état d'angoisse généralisée. D'autres réagiront en présentant des maladies psychosomatiques comme la colite ulcéreuse, l'asthme ou la dépression, la somatisation se définissant comme une tendance à transformer une détresse psychologique en symptômes physiques.

Sur l'onde de choc

Alvin Toffler, l'auteur du livre *Le choc du futur* qui tenait Selye en haute estime, écrivait : « Les changements sociaux entraînent également des changements importants dans les codes de comportements. » Dans la société technologique d'aujourd'hui, ces changements sont devenus pratiquement quotidiens. Les sources de stress sont donc très nombreuses.

Un grand nombre de facteurs ont des répercussions directes sur notre santé. Selon l'Institut international du stress, parmi les **stresseurs psychosociaux**, les relations interpersonnelles sont en tête de ligne. Par exemple, une étude californienne a déjà démontré que les risques de mortalité sont deux fois et demie moins élevés chez les hommes mariés ou actifs socialement que chez les hommes célibataires ou casaniers. Cette même étude a rapporté également que les femmes âgées entre 30 et 49 ans qui vivent isolées voient leurs risques de mortalité s'élever de quatre fois et demie plus que les femmes du même âge actives socialement.

L'éclatement des foyers est aussi invoqué. Une étude rendue publique au mois d'août 1999 a révélé que les femmes sont davantage victimes de stress que les hommes. Cette étude, réalisée auprès de 30 000 personnes dans 30 pays différents, a démontré que 21 % des femmes se disent très stressées comparativement à 15 % chez les hommes. Parmi elles, les femmes divorcées et celles qui ont des enfants et qui travaillent sont les plus affectées.

L'environnement socioéconomique est également une source de stress évidente. Les problèmes économiques sont souvent causes de divorce et de conflits. Le taux d'endettement de la moyenne des gens a atteint un niveau sans précédent. Au rythme où la technologie se développe, on doit constamment renouveler ses acquis. Le coût de la vie, les besoins fictifs ou réels de consommation et la dévaluation rapide des biens font en sorte que, selon Statistique Canada (1998), beaucoup de gens doivent consacrer jusqu'à 75 % de leurs revenus à couvrir leurs dettes.

Le contexte économique influence énormément le développement de l'être. Une récente étude française produite par l'Institut de la santé et de la recherche médicale (INSERM) a démontré que des enfants vivant dans des conditions économiques difficiles et ayant un quotient intellectuel faible, bénéficiaient d'une nette amélioration de leurs capacités intellectuelles lorsqu'ils étaient adoptés et évoluaient dans un milieu économiquement supérieur.

Les stresseurs reliés à l'emploi sont la troisième source de stress en importance parmi les facteurs psychosociaux. Les études en milieu de travail ont relié ces stresseurs à l'environnement physique, au milieu social, aux conditions de travail inadéquates, à la monotonie, à la surcharge de travail, au niveau de responsabilité, au respect des quotas et des échéanciers ainsi qu'à la difficulté de séparer les aspects personnel et professionnel.

L'impact social est impressionnant; en 1997, près de 500 000 Québécois se sont absentés de leur travail au moins une journée; les raisons apparentes : l'épuisement professionnel causé par le stress et la mauvaise organisation du travail. Selon Statistique Canada, cet impact est en croissance régulière; en 1997, dans l'ensemble du pays, les travailleurs à temps plein se sont absentés de leur travail en moyenne 7,4 jours, contre 7,8 en 1998. Les pertes de revenus qui en découlent sont estimées à plusieurs milliards de dollars.

À la fin de l'été 1999, le rapport d'une enquête intitulée « Les Canadiens au travail » rapportait que 32 % des travailleurs étaient épuisés par le stress qu'ils éprouvent au travail. Ce chiffre s'élève à 57,6 % si l'on ajoute les 22,4 % qui disent être partiellement affectés. Ces données confirment d'autres rapports, comme quoi les travailleurs n'ont jamais été aussi stressés que de nos jours. Chez nos voisins du sud, un sondage effectué par la maison Gallup en 1997 a révélé que 25 % des travailleurs américains souffraient d'anxiété et de stress chronique. Les pertes et les coûts sociaux sont estimés à 75 milliards de dollars (US) par année.

Les déménagements fréquents reliés à l'emploi ou à une modification de l'état financier, la déshumanisation et les réductions massives de personnel dans les grandes institutions entraînent des problèmes sociaux importants.

Le vieillissement de la population aussi. Plusieurs personnes productives, qui se retrouvent inactives après une retraite anticipée ou prématurée, vivent des tensions énormes.

Autrefois, on choisissait un métier pour la vie. À notre époque, les gens peuvent changer de profession quatre ou cinq fois au cours de leur existence.

De nos jours, on consomme les styles de vie comme on consommait autrefois les produits essentiels. Les objets, les lieux et les gens deviennent transitoires. Devant tous ces changements et revers de la vie, plusieurs personnes éprouvent de la difficulté à se réorienter et à s'adapter à leurs nouvelles conditions. Il est d'ailleurs prouvé que la perte d'idéal peut causer une dépression situationnelle.

Les **stresseurs physiques** sont également importants et très variés ; entre autres, l'effort physique qui amène la fatigue, les blessures, le jeûne et la malnutrition. Les maladies comme le cancer peuvent aussi catalyser un stress qui fera autant de dommages que la maladie elle-même.

Parmi les stresseurs physiques, on compte également les facteurs environnementaux comme le froid qui entraîne l'hypothermie ou une source de bruits élevés qui peut créer l'apparition de symptômes de nervosité ou d'anxiété. À cela, s'ajoute la contamination par des produits toxiques qui causent également des réactions de toutes sortes, même dans nos maisons. L'Organisation mondiale de la santé (OMS) considère que 30 % des édifices construits ou rénovés depuis les années 1970 sont affectés par le syndrome des édifices malades.

Plusieurs études ont déterminé bon nombre de polluants ainsi que leurs sources; on trouve ces produits dans l'ensemble des édifices et dans les résidences. Certains de ces polluants sont couramment rapportés à des taux supérieurs au niveau sécuritaire pour la santé. Le formaldéhyde, par exemple, provient des isolants, des colles de tapis, des panneaux de particules et des textiles. Ce produit cause des irritations aux yeux, des réactions allergiques et est considéré par l'OMS comme un agent cancérigène.

Le benzène et le toluène émanent des colles de caoutchouc, de certains produits nettoyants, des poudres pour imprimantes et pour photocopieurs et du liquide correcteur. Les symptômes éprouvés sont la somnolence, des maux de tête ou des étourdissements ; ces substances peuvent causer des lésions au foie et la leucémie. L'anhydride carbonique, lui, est produit par notre respiration ou une mauvaise aération. Il cause des maux de tête, des vertiges, des troubles de la vision et des bourdonnements. Tous ces symptômes sont souvent confondus avec des maladies de toutes sortes, ce qui peut rendre un diagnostic précis difficile.

La pollution urbaine est aussi devenue une source de stress importante.

Selon une récente étude intitulée « À couper le souffle », rendue publique en mai 1999 par la Fondation David-Suzuki, le smog est directement relié à 16 000 décès annuels dans l'ensemble du pays et à près de 2 000 uniquement à Montréal. Ce rapport a été entériné par l'ensemble des associations médicales du Québec qui confirme la gravité de cette situation.

Outre la pollution, la vie urbaine comporte un nombre impressionnant de stresseurs physiques. La densité de la population est à elle seule responsable de problèmes multiples. Ce phénomène n'est pas à négliger, car depuis le 12 octobre 1999, la population mondiale compte six milliards d'individus et on prévoit que l'expansion démographique, qui a quadruplé depuis le dernier siècle, continuera encore quelques décennies pour finalement plafonner à 10 ou 12 milliards vers 2080. Près de 60 % de la population mondiale vit dans les villes.

Une étude qui a eu lieu à Manhattan (New York) il y a quelques années, alors que la population était de 100 habitants tous les 100 mètres carrés, a démontré que quatre individus sur cinq y éprouvaient des désordres psychiatriques. Il a aussi été révélé qu'une personne sur quatre souffrait de névrose grave ; on a répertorié quatre fois plus de cas d'alcoolisme et de délinquance, et les statistiques ont montré qu'il y avait deux fois plus de suicides et de morts accidentelles que dans la banlieue new-yorkaise. Une autre étude a d'ailleurs démontré que les gens qui souffrent d'anxiété éprouvent des problèmes de concentration et sont plus propices aux accidents.

D'autres facteurs couramment observés en ville : les files d'attente, le bruit, les problèmes de transport (et de stationnement !) et les problèmes reliés à la violence de rue. Ces conditions se trouvent souvent réunies au cours d'événements populaires de grande envergure. Le phénomène des « hooligans » en Europe a mis en scène des réactions de foule reliées directement à la densité de celle-ci. Plus récemment, les tristes événements de Woodstock 99 n'ont pu être évités malgré les 27 psychiatres et auxiliaires qui étaient présents afin de secourir les cas probables (et prévus) de personnes en crise d'anxiété et de panique. L'entassement de 250 000 personnes, une chaleur de plus de 32 °C, la frustration éprouvée dans les files d'attente et la difficulté de s'approvisionner en eau furent les causes évoquées par tous les journalistes sur place, qui ont transmis les images de cette émeute de par le monde.

On doit aussi tenir compte des **stresseurs neuropsychiatriques** qui se rapportent à diverses situations. Par exemple, un deuil ou un accident lourd de conséquences produisent presque toujours les mêmes effets : perte de contrôle émotif, physique ou mental, crises d'angoisse ou d'anxiété, troubles du sommeil, amnésie partielle ou totale, confusion et sentiments de colère ou de tristesse. Un événement grave pourra se traduire par un état de panique, de dépression, et même des hallucinations.

Alvin Toffler a établi que le changement des codes de comportements entraîne aussi un changement dans le code des valeurs, un fait vérifiable chaque jour au bulletin de nouvelles. Les médias ont complètement perdu leur sens des valeurs. La couverture des funérailles d'un membre du crime organisé projette la même image que celle de dignitaires avec leurs escortes d'honneur. L'ordre dans lequel on nous annonce le mariage d'une chanteuse populaire et les résultats du dernier cataclysme naturel ou de la guerre n'aide pas non plus. Les médias ont une très grande influence sur la population. Pour le constater, on n'a qu'à penser à la diffusion, en 1938, de l'adaptation radiophonique de *La guerre des mondes* d'Orson Welles qui a causé une grande panique suivie d'une vague de suicides.

L'adaptation

Les formes de réponses au stress varient énormément. Les capacités d'adaptation de l'être humain aussi.

Des observations effectuées lors de cataclysmes naturels ou de tragédies causées par la guerre ont soulevé que 30 % des gens avaient instinctivement comme première réaction de se porter au secours des personnes en détresse. Cette réponse instantanée d'altruisme face au stress est le résultat d'une capacité d'adaptation rapide qui puise dans le sens des valeurs acquises à l'individu.

Les outils de réponses sont, eux aussi, variés. La colère, la fuite et la recherche de compromis sont les archétypes qui détermineront non seulement la forme de la réponse, mais aussi les conséquences et les répercussions qui en découleront.

Bien que les cas de violence (colère) et les désordres émotionnels (fuite) soient fréquents, la recherche d'un compromis est d'instinct l'outil le plus utilisé face aux stresseurs divers. Une fois le choc initial estompé, on s'adapte à la nouvelle situation et la vie continue.

Par exemple, au mois de mai 1980, le lendemain de l'éruption du mont Saint Helens dans l'État de Washington, j'ai traversé la ville de Portland, en Oregon, qui a été fortement touchée par les retombées de cendres volcaniques. Ce qui m'a frappé le plus n'était pas la quantité de cendres répandue au sol et toujours en suspension dans l'air, mais plutôt tous les gens qui, protégés par un masque antipoussières, vaquaient à leurs occupations quotidiennes comme si de rien n'était. Un autre exemple est celui des gens qui, après avoir déménagé près d'une source élevée de bruits, affirment ne plus avoir conscience de ce bruit au bout d'un certain temps.

L'adaptation n'est qu'un compromis, les effets des stresseurs sont toujours présents et la durée de tolérance n'est déterminée que par les capacités de résistance de l'organisme, qui est tout de même déséquilibré. On peut « vivre avec » pour un certain temps seulement avant que des problèmes plus sérieux prennent place.

L'homéostasie, équilibre biochimique

Chaque information et chaque donnée que nous assimilons nous transforment chimiquement. Lors de la médiation hormonale en réaction au stress, cette activité biologique entraîne un déséquilibre et des symptômes très variés que l'on nomme « détresse ».

Depuis le début des années 1980, la neuroendocrinologie est parmi les nouvelles formes de médecine qui imbriquent étroitement biologie et comportement. Cette discipline étudie comment le cerveau produit différentes substances chimiques qui ont la capacité de modifier le réseau nerveux et les grandes fonctions de l'organisme.

Les recherches effectuées en biochimie, en biologie moléculaire et en neurobiologie ont permis de découvrir une série d'hormones, dont les monoamines et les endorphines, qui jouent un rôle important dans la modulation du comportement, la résistance à la douleur et la régulation des fonctions instinctives (faim, soif, sommeil, température du corps, etc.).

L'anxiété est le signal d'alarme qui survient quand l'homéostasie (stabilité du corps) est menacée. En réaction à ce signal, le métabolisme produit une série de substances qui stimulent l'action de réponse chez l'individu. Quand l'environnement hormonal se trouve déstabilisé, peu importe si l'événement à la source est positif ou négatif, l'organisme répond plutôt à l'intensité de la demande qu'il lui est faite. Un peu comme un jeu de dominos, une réaction en chaîne se produit alors tout au long d'un chemin préétabli. Il y a trois phases de réactions.

En phase d'alarme, le corps produit de l'adrénaline, qui a de puissants effets sur l'organisme. Une quantité élevée et continue endommagera les parois artérielles du cœur. Cette hormone, sécrétée par le noyau des glandes surrénales, accélère le rythme cardiaque, élève la tension artérielle et dilate les bronches. Sous ces effets, l'hypothalamus, centre du comportement instinctif qui assure la survie immédiate et les besoins fondamentaux, sécrète à son tour une substance qui stimule la production de l'hormone adréno-corticotropine-hypophysaire (ACTH) dans le sang.

L'ACTH stimule le cortex (enveloppe externe) des glandes surrénales qui produisent également des hormones agissant à leur tour sur le métabolisme des substances organiques et minérales. C'est la phase de résistance.

Les corticoïdes, dont la cortisone, qui sont alors sécrétés augmentent le taux de sucre dans l'organisme, ralentissent la digestion et altèrent le système immunitaire, afin de fournir l'énergie supplémentaire requise pour contrôler l'événement catalyseur ou s'y adapter. En contrepartie, la présence élevée de corticoïdes dans le sang favorise le développement d'ulcères et provoque l'atrophie des ganglions lymphatiques et du thymus. Ils ont aussi une action anti-inflammatoire.

Parmi d'autres réactions, l'hormone vasopressine augmente la pression sanguine et cause une contraction des artères. L'hormone thyrotropique stimule la glande thyroïde; celle-ci produit alors l'hormone thyroxine qui accélère le métabolisme.

En phase de résistance, l'organisme puise à même toutes ses réserves d'énergie et ses facultés d'adaptation. La durée de cette phase est déterminée par les limites de ces réserves et de ces facultés. Toute tension est accompagnée de certaines impulsions nerveuses qui provoquent la contraction des fibres musculaires. Chaque action et chaque réflexion entraînent une dépense d'énergie.

Le métabolisme carbure alors à l'adénosine triphosphorique (ATP), une substance produite par l'assimilation des aliments. Chaque instant, les fibres et les cellules, musculaires et nerveuses, dépendent de cette dépense d'énergie. Une dépense constante sans considération envers les réserves de l'organisme épuisera les ressources du corps.

Viendra ensuite la phase d'épuisement. L'organisme, qui a usé toutes ses ressources, ne peut plus se défendre contre l'agression: les maladies prennent le dessus et se développent. Selon la loi de la moindre résistance, c'est un organe déjà atteint par une déficience acquise ou héréditaire, donc plus vulnérable, qui sera le siège de la maladie à devenir. Les formes que prendront les symptômes sont donc très variées, mais souvent prévisibles.

Cette activité chimique affecte également le système limbique du cerveau — le siège de l'affectivité et de l'apprentissage — et le cortex cérébral qui est le haut lieu du raisonnement, de l'imagination et de l'associativité. Une personne atteinte dans sa capacité d'adaptation subit un dérèglement des taux des neurotransmetteurs biochimiques du cerveau, qui jouent un rôle dans le contrôle des humeurs et qui sont responsables de nombreuses fonctions vitales.

Par exemple, deux études américaines récentes ont démontré que la narcolepsie (endormissement imprévisible) et la cataplexie (perte de conscience subite au moment d'émotions intenses) seraient causées par une anomalie des signaux véhiculés entre les cellules de l'hypothalamus.

Certaines modifications sont également responsables de symptômes associés à l'anxiété et à la détresse. Quatre types de neurotransmetteurs, parmi les monoamines, sont particulièrement associés à ces symptômes :

- la **sérotonine** contrôle la volonté et est responsable du sentiment de bien-être. Ce neurotransmetteur agit comme un tranquillisant naturel sur le système nerveux. Une insuffisance de ce neurotransmetteur entraîne de l'anxiété, de la dépression, des comportements compulsifs et le syndrome prémenstruel ;
- l'**acide gamma-aminobutyrique** est aussi en baisse lors de crises de panique graves ;
- la **norépinéphrine** a une influence sur l'énergie physique et l'acuité mentale. Elle est produite surtout en cas d'urgence. Un surplus entraîne un effet de contraction sur les artères ;
- la **dopamine** a une influence directe sur les centres du plaisir. Elle est responsable, entre autres, de l'euphorie et de ces frissons de plaisir que l'on peut éprouver lors de l'écoute d'une pièce musicale qu'on aime, par exemple.

Bien sûr, de nombreuses autres hormones peuvent affecter le métabolisme si leur taux est déséquilibré. L'épinéphrine, par exemple, est associée aux émotions de peur et de colère. Un taux anormalement élevé d'œstrogène serait responsable d'une augmentation de 125 % des cas de cancer du sein en Amérique du Nord. En contrepartie, on attribue à un taux favorable de cette hormone près de 400 actions positives. Elle joue un rôle important dans la qualité du sommeil et du système immunitaire, le bon fonctionnement du cœur, des artères, du cerveau, de l'intestin et elle renforce les os, les cheveux et les ongles.

Par ailleurs, comme je l'ai déjà mentionné, l'anxiété est considérée comme une réponse exagérée de l'organisme au stress. Face à une exposition soutenue au stress, le centre d'alarme (appareil thymicolymphatique) qui intervient principalement pour les réactions défensives développera une hypersensibilité. Cette hypersensibilité fera en sorte que des réactions parfois démesurées surviendront lors d'événements désagréables, peu importe leur importance.

Dans les cas sérieux, le moindre sentiment de danger, même indéterminé, plongera la personne atteinte dans un état de désarroi psychologique accompagné d'un sentiment d'insécurité et de phénomènes physiques. La simple appréhension d'un événement peut également causer un état d'inquiétude extrême.

Outre les situations et les stresseurs généraux, il existe aussi des causes d'ordre physiologique et même génétique. Par exemple, certaines maladies dont l'anémie, l'emphysème et les maladies coronariennes peuvent également provoquer un état d'anxiété. Une prédisposition héréditaire peut aussi affecter le transport des neurotransmetteurs. La recherche actuelle qui s'applique à établir la carte génétique de l'homme a déterminé un gène sur le chromosome 22 qui serait relié aux problèmes de comportements compulsifs et obsessifs. Un autre gène, sur le chromosome 17 celui-là, contribuerait à la névrose. On estime que 40 % des gens qui ont un parent souffrant d'anxiété peuvent éprouver les mêmes symptômes au cours de leur vie.

Dans d'autres cas, ce seront les médicaments qui causeront l'anxiété. Les décongestionnants nasaux, les inhibiteurs d'appétit, les médicaments contre l'asthme et les antidépresseurs sont reconnus pour induire ces effets.

L'anxiété

Il existe plusieurs catégories ou formes d'anxiété. Les symptômes sont tellement variés qu'une personne sur trois souffrant d'anxiété n'est pas diagnostiquée adéquatement. En fait, près de 70 % des gens vont consulter plusieurs praticiens (généralistes, cardiologues, gastroentérologues, psychiatres, etc.) avant que la cause exacte de leurs symptômes soit correctement déterminée.

Test nº 1. Anxiété situationnelle

Les chercheurs Holmes et Rahe ont établi une échelle où les événements du quotidien sont cotés selon leurs impacts sur l'organisme. Selon ces chercheurs, il y aurait une incidence directe entre un résultat de 300 (éprouvé durant une année) et l'existence de certaines maladies.

Échelle de Holmes-Rahe

Événements	
Décès du conjoint	100
Divorce	73
Séparation conjugale	65
Emprisonnement	63
Décès d'un parent	63
Maladie ou blessure	53
Mariage	50
Perte d'emploi	47
Réconciliation de couple	45
Retraite	45
Maladie d'un parent	44
Grossesse	40
Problèmes sexuels	39
Naissance	39
Changement de la situation financière	39

Décès d'un ami	37
Réorientation de carrière	36
Variation dans la fréquence des arguments de famille	35
Endettement	30
Ajouts de responsabilités au travail	29
Départ du foyer d'un membre de la famille	29
Problèmes de relations familiales	29
Succès personnel	28
Reprise ou abandon du travail par le conjoint	26
Début ou fin d'études	26
Variations dans les habitudes	24
Problèmes de relations professionnelles	23
Déménagement	20
Changement d'établissement scolaire	20
Vacances	13
Infractions mineures	11

Ne paniquez surtout pas si votre résultat est élevé. Ce test ne tient pas compte de tous les paramètres qui peuvent influencer l'intensité de ces événements ni du conditionnement individuel (éducation, évolution) de chacun pour réagir devant de tels faits. Le contexte dans lequel on vit ces événements peut également atténuer ou amplifier l'impact ressenti.

Bien que ce test puisse facilement être critiqué, on se doit d'admettre qu'on atteint rapidement un résultat élevé. Tous ces stresseurs ont au moins trois dénominateurs communs : ils font appel à notre « centre d'alarme » interne, ils produisent des changements biochimiques dans l'organisme et ils causent tous de l'anxiété, à divers degrés.

Jusqu'à récemment, il était admis que les réactions biochimiques et biologiques régissaient notre comportement. La neuroendocrinologie a permis d'établir que notre comportement peut aussi influencer la biologie interne de notre corps, tant pour le rendre malade que pour l'aider à se rééquilibrer.

La façon que nous réagissons compte pour beaucoup dans la forme et l'intensité avec lesquelles l'anxiété se manifestera.

Sur le plan psychosomatique, par exemple, au moins 232 affections buccales (caries, burxisme, ulcères, etc.) sont liées à l'anxiété et à l'humeur dépressive. On note aussi des bourdonnements aux oreilles et d'autres manifestations de tous genres. Par exemple, les hôpitaux doivent souvent traiter d'urgence des patients qui montrent tous les signes d'une crise cardiaque, mais qui ne révèlent aucune lésion ou anomalie au cours d'examens subséquents. Bien que les formes que puisse prendre l'anxiété soient nombreuses, elles sont toutes accompagnées d'un ou de plusieurs des symptômes suivants, selon leur intensité.

Test n° 2

Cotez la fréquence à laquelle vous éprouvez un ou plusieurs de ces symptômes sur une échelle de 0 à 3 : 0 = jamais, 1 = rarement, 2 = régulièrement, 3 = souvent.

Agitation, nervosité, hyperactivité ;
Engourdissement des extrémités, doigts et orteils ;
Diarrhée intermittente ou chronique ;
Difficultés à respirer, serrements de gorge, hyperventilation ;
Douleurs de poitrine, rythme cardiaque accéléré ;
Douleurs spontanées ;
Douleurs musculaires et articulaires, maux de tête, de ventre ou de nuque ;
Ganglions enflés, réduction de la production de salive ;
Nausées, sensations de vide dans l'estomac, vertiges ;
Phobies, manies et obsessions de toutes sortes ;
Problèmes de concentration, de mémoire, d'organisation ;
Problèmes d'insomnie, fatigue, léthargie ;
Raideur des muscles faciaux, fixation du sourire ;
Retrait émotionnel, sentiment d'irréalité ou de culpabilité ;
Rétrécissement ou épaississement de l'enveloppe musculaire ;

Sentiment de perdre la raison, de perdre le contrôle ;
Seuil de tolérance très bas, impatience, irritabilité ;
Sentiments de panique, peurs injustifiées ;
Soupirs et toux fréquentes ;
Transpiration excessive, bouffées de chaleur ;
Tremblements, hypertension musculaire, neuromusculaire et artérielle ;
Questionnement constant, fixation dans les idées.

Résultats : de 20 à 39, vous souffrez probablement d'anxiété légère ; de 40 à 59 : vous souffrez d'anxiété moyenne ; 60 et plus : vous êtes atteint d'anxiété aiguë.

L'**anxiété légère** ou passagère est coutumière à tous. Que ce soit dans l'attente d'une bonne ou d'une mauvaise nouvelle (promotion, naissance, décès), lorsque l'on cesse de fumer ou à la suite d'un déménagement, il y a toujours une période de réponse et d'adaptation. Il est normal d'être préoccupé par les tracas quotidiens et il est inévitable de s'inquiéter de temps à autre pour plusieurs raisons plus ou moins graves. Si l'inquiétude est persistante et sans raison, elle devient rapidement tourmente. L'expression « se faire du mauvais sang » prend alors un sens tout à fait littéral, car la production de corticoïdes et d'autres hormones est à son maximum et le développement des symptômes (ulcères, fatigues subites, etc.) est au prochain tournant.

Le **syndrome d'anxiété généralisée** (ou anxiété chronique) est la forme de désordre la plus commune et répandue. Les gens atteints de cette forme d'anxiété remettent constamment tout en question, doutent d'eux-mêmes, développent toutes sortes de craintes et se replient de plus en plus sur eux-mêmes. Les caractéristiques qui accompagnent ce type de désordre sont : la faible tolérance (irritabilité), la tension musculaire, la fatigue, l'insomnie et la difficulté de concentration.

Les **phobies** sont aussi très répandues. Il existe presque autant de phobies qu'il y a de situations ou d'objets. La phobie consiste en une peur intense, sans fondement, d'une activité ou d'un objet spécifique. La peur des hauteurs, la peur des serpents ou de voler en avion sont des phobies communes à bien des gens. Ces personnes éprouvent de l'anxiété juste en pensant à de telles situations même si, souvent, elles reconnaissent le caractère injustifié de leur crainte. On peut contrôler les phobies simples ou spécifiques par des moyens aussi élémentaires que la prise d'un tranquillisant avant un voyage en avion, par exemple. Les phobies plus graves peuvent entraîner des désordres de comportement obsessifs ou compulsifs. L'hypocondrie peut être un bon exemple de ce phénomène. Découlant de la peur injustifiée d'avoir une maladie grave, le patient persiste à exagérer ou à mal interpréter, même à s'inventer, des symptômes malgré un bilan de santé positif établi par un médecin.

Le **syndrome post-traumatique** survient à la suite d'un accident ou d'un événement qui a causé un traumatisme émotionnel profond (victime d'acte criminel, décès du conjoint, accident de la route). Certaines personnes vivent alors une très grande anxiété qui se caractérise par un retrait émotionnel, des cauchemars fréquents, de l'amnésie partielle ou totale, de la terreur, des désordres alimentaires et de l'hypervigilance.

Les **crises de panique** (ou d'angoisse) sont imprévisibles et pénibles. Cette condition est caractérisée par de soudains sentiments de terreur accompagnés de l'impression de perdre la raison ou le contrôle de soi-même. Se manifestent également des palpitations cardiaques, une transpiration abondante, une respiration comprimée ou de l'hyperventilation, des étouffements ou de la toux, des engourdissements, des douleurs à la poitrine, des bouffées de chaleur ou de froid et des étourdissements. Ces attaques atteignent leur point culminant en à peine 10 minutes, mais laissent la personne émotionnellement épuisée et désorientée. Les gens très anxieux qui vivent une crise d'angoisse croient souvent subir alors un infarctus. Ils sont également susceptibles de développer plusieurs phobies en vivant dans l'angoisse d'une autre crise. Autre cercle vicieux : l'hyperventilation (plus de 15 respirations par minute), qui est souvent causée par le stress ou une mauvaise posture, peut catalyser une crise de panique.

Le **raptus** est une crise à son plus haut degré. Cette condition cause un comportement excessif à caractère de décharge brusque et irrésistible, qui est susceptible d'avoir des conséquences tragiques pour le sujet lui-même ou pour autrui. Les gens qui, devant la faillite ou d'autres revers de fortune, déciment leur famille avant de se suicider, sont un malheureux exemple de cette condition.

L'anxiété est un état modifié d'esprit. Les gens qui en souffrent développent invariablement d'autres problèmes s'ils ne se soignent pas. Un fil très mince les sépare de la dépression dont l'anxiété ne serait qu'un préliminaire. La schizophrénie et la paranoïa sont également des conséquences extrêmes reliées à cette condition.

Des comportements compulsifs et des manies accompagnent régulièrement un état anxieux. Se ronger les ongles, se tirer les cheveux, grincer des dents sont des exemples courants et des manies parfois difficiles à éliminer. Les désordres alimentaires sont aussi très communs à cette condition.

L'anorexie est un problème sérieux qui peut être symptomatique de graves perturbations des relations affectives ou d'une perception négative de soi-même. La difficulté de s'identifier à l'idéal qui est projeté dans notre société incite plusieurs personnes à prendre des moyens draconiens pour maigrir. Par un refus actif ou passif de nourriture, elles mettent souvent leur santé en danger. Une fois les réserves d'ACTH épuisées, une série de dommages, dont plusieurs sont irréversibles, prendront place. Les vaisseaux sanguins, par exemple, seront rapidement atrophiés de façon permanente.

Plusieurs gens « mangent leurs émotions ». La boulimie peut causer l'obésité chronique (excédent de 20 lb [9 kg] et plus), qui est directement et indirectement reliée aux maladies mortelles les plus courantes des dernières décennies : les maladies cardiaques, le diabète et le cancer.

L'alcoolisme est souvent une conséquence de l'anxiété, car l'alcool est considéré par plusieurs comme un relaxant. De plus, il est facilement disponible et socialement accepté malgré tous les dommages qu'il puisse causer. Les doses requises afin d'atteindre un état de calme satisfaisant augmentent sans cesse avec l'usage, tout comme pour les drogues.

Toute substance qui entraîne une dépendance doit éventuellement être éliminée avant de créer des problèmes plus graves. Le retrait de ces substances occasionne un sevrage qui, à son tour, catalyse l'anxiété. C'est le retour au point de départ.

De toutes ces conséquences secondaires de l'anxiété, l'insomnie est le premier des symptômes qui hypothèque les ressources défensives du métabolisme, réduisant ainsi ses capacités de guérison.

L'insomnie

L'insomnie est le désordre du sommeil le plus répandu. Près du tiers des gens éprouvent ce problème à une époque ou à une autre de leur vie. L'insomnie est également symptomatique de l'anxiété.

Bien sûr, les besoins en sommeil varient énormément d'une personne à l'autre. Certaines auront pleinement récupéré après seulement cinq heures de sommeil, alors que d'autres auront besoin de huit heures ou plus pour se sentir reposées. En fait, on reconnaît l'insomnie à la difficulté régulière de s'endormir, aux réveils fréquents au cours de la nuit et à un sentiment de fatigue dès le réveil.

Le sommeil est une fonction vitale à l'organisme, qui en dépend pour se régénérer et se guérir des traumatismes éprouvés durant la journée. Le sommeil et les rêves sont aussi essentiels pour l'équilibre mental. Certaines personnes à risques, privées de sommeil ou dont les rêves seront interrompus constamment, montreront rapidement des signes de comportements psychotiques.

En psychiatrie, on utilise des cures de sommeil pour traiter certains problèmes aigus : les patients sont placés dans un sommeil plus ou moins profond maintenu artificiellement par des psychotropes. Certaines cliniques spécialisées se servent aussi de cette thérapie du sommeil. Un sommeil continu sur une période de une à deux semaines serait efficace à 100 % pour éliminer le stress. Par contre, le coût de ce traitement (2 000 $) peut lui-même causer un stress. Il est donc préférable de payer avant de se faire traiter.

Les cycles du sommeil sont caractérisés par deux états qui s'alternent régulièrement au cours de la nuit. Alors que les fonctions corporelles réduisent leurs activités, la réponse aux stimulus extérieurs s'efface graduellement pour faire place à un sommeil de plus en plus profond.

Vient ensuite la période de rêve qui est caractérisée par le mouvement rapide des yeux sous les paupières. Le rythme cardiovasculaire s'accélère aussi à ce stade du sommeil. Ces épisodes surviennent généralement après 60 ou 90 minutes de sommeil. Leur durée sera de cinq minutes au début de la nuit pour atteindre près de trente minutes vers la fin du sommeil. Ces périodes avec et sans rêves constituent un cycle de sommeil complet.

Les personnes qui souffrent d'insomnie sont incapables d'atteindre un sommeil suffisamment profond pour compléter un cycle complet. Ces symptômes ont un impact direct sur leur comportement et sont accompagnés de plusieurs affections. Les plus courantes sont l'anxiété, la fatigue, des problèmes de concentration et de mémoire ainsi que de la somnolence et un besoin de prendre des siestes durant la journée. Une étude américaine a aussi démontré, en privant 23 individus de quatre heures de sommeil durant quatre jours consécutifs, que l'insomnie entraînait une diminution de 30 % de l'efficacité du système immunitaire.

Évidemment, il est normal d'éprouver de temps à autre des problèmes de sommeil ; s'ils ne sont que d'une courte durée, ils se résorberont d'eux-mêmes. Par contre, une thérapie peut être nécessaire si la difficulté de dormir persiste au-delà d'une semaine. L'insomnie devient chronique après une période de trois semaines et n'est soignée que par un traitement exigeant, tant sur les plans physique qu'émotionnel.

Une série de moyens simples et pratiques peuvent servir à mieux dormir. On peut, par exemple, compter les moutons ou prendre un bain chaud. Le fait de réduire sa consommation de caféine et de cigarettes et de faire de l'exercice peut aussi avoir un effet direct sur la qualité du sommeil. Mais ces moyens restent plus ou moins efficaces et ne s'appliquent qu'aux problèmes de courte durée.

On peut également traiter avec succès les formes les plus bénignes d'insomnie à l'aide de médicaments ou d'herbes médicinales. Les formes plus sérieuses nécessiteront en plus une psychothérapie cognitive afin de rééquilibrer l'harmonie entre la pensée et l'homéostasie biochimique.

Il est important de consulter un professionnel de la santé avant d'entreprendre un traitement. Les symptômes de l'insomnie peuvent masquer ceux d'une dépression légère ou moyenne. Si c'est le cas, il faudra traiter la dépression en priorité.

Virus & Cie

Le stress sous toutes ses formes (anxiété, contamination, insomnie, surmenage) diminue l'efficacité du système immunitaire. De plus, toutes ces tensions laissent des cicatrices chimiques et contribuent au vieillissement de l'organisme. Leur travail ainsi favorisé, les infections virales et les contaminations vont, elles aussi, catalyser des réactions en chaîne.

Voici comment cela se passe. Les virus sont composés d'un noyau d'acide nucléique et d'une membrane de protéine. C'est la présence de cette protéine qui stimule la production des anticorps. Ces anticorps vont s'appliquer à combattre exclusivement le virus responsable de leur présence. Dès que cette activité est détectée par l'organisme, celui-ci fait appel aux ressources du système immunitaire.

Les cellules infectées produisent alors une substance protéique nommée « interféron ». Cette substance s'attache aux cellules en santé afin de les rendre plus résistantes à toute autre infection virale. La production d'interféron fait appel aux ressources immunitaires. Une production continue peut épuiser les capacités de production et réduire leur efficacité.

Contrairement à l'agent pathogène direct (maladie, virus), l'agent pathogène indirect, comme un produit chimique toxique, peut causer des dommages et des lésions uniquement par l'action et les réponses excessives de l'organisme confronté à sa présence.

Autres agents pathogènes indirects, les radicaux libres sont des sous-produits de la transformation de l'oxygène dans l'organisme. Le corps possède les outils voulus pour éliminer ces résidus lors de leur formation, mais si le corps ne peut métaboliser ces radicaux pour toutes sortes de raisons, leur présence en grande quantité crée ce qu'on appelle un « stress oxydatif ». Ce stress s'attaque aux protéines du corps, aux acides nucléiques et aux membranes cellulaires. Les radicaux libres favorisent ainsi les maladies dégénératives.

Autre élément : le rythme respiratoire des gens qui souffrent d'anxiété est souvent plus accéléré que la moyenne normale de sept ou huit respirations par minute, ce qui augmente le taux d'oxygène dans le sang. Les crises d'angoisse vont même occasionner de l'hyperventilation ; dans ces deux cas, l'apport d'oxygène est trop important pour une élimination adéquate.

La mémoire

Le stress et l'anxiété peuvent également causer des pertes de mémoire. Tout comme les humeurs sont véhiculées par les neurotransmetteurs, la mémoire dépend du soutien de plusieurs supports biochimiques spécifiques afin d'acheminer, d'assimiler et d'entreposer les informations reçues.

Par exemple, il arrive parfois qu'une personne, en se déplaçant, se rende soudainement compte qu'elle n'a pas « vu » ou pris conscience de l'environnement visuel dans lequel elle baignait durant les minutes précédentes. Même si les yeux étaient grands ouverts et que tous les autres sens étaient alertes, la mémoire n'a rien enregistré. Ce phénomène est très fréquent chez les gens anxieux qui sont pris dans leurs pensées.

Les déséquilibres biochimiques sont aussi responsables du phénomène « du bout de la langue ». L'information demandée est bien enregistrée, mais le chemin d'accès est bloqué par le déséquilibre hormonal. Les gens qui souffrent d'anxiété peuvent également consacrer tellement d'énergie à vérifier plusieurs fois les mêmes détails (bien verrouiller la porte, s'assurer qu'ils ont leurs clés, etc.) qu'ils n'arrivent pas à enregistrer ce qui se passe autour d'eux dans le moment présent.

Cet enregistrement mémoriel se divise en trois phases. La **mémoire sensorielle** se limite à la perception des informations ; ses capacités de rétention sont de quelques secondes ; en révisant ces informations, elle les transmet à la **mémoire à court terme**. Le contenu de la mémoire à court terme peut changer aussi rapidement que votre attention l'exigera, sinon elle conservera par elle-même l'information durant 30 secondes afin de sélectionner ce qui sera conservé et l'emplacement où l'information sera entreposée dans la **mémoire à long terme**.

La mémoire à long terme consiste en un nombre presque illimité de « fichiers » qui pourront être consultés au besoin. Les informations contenues dans ces fichiers doivent être « formatées » afin d'être disponibles pour une relecture ultérieure.

Un changement de l'activité biochimique et électrique du cerveau sous l'emprise de l'anxiété, ou à la suite d'un traumatisme, peut influencer tout ce processus. Par exemple, l'information contenue par la mémoire à court terme sera détruite ou modifiée avant qu'une mémoire à long terme puisse être créée, mais ces changements biochimiques peuvent aussi « bloquer » le processus d'extraction de la mémoire à long terme.

Selon des recherches effectuées par l'Université Washington à Saint Louis (Missouri), parmi les nombreuses hormones en surproduction au cours d'une exposition au stress, l'hormone hydrocortisone a pour conséquence, lorsqu'elle est à un taux trop élevé dans l'organisme, de créer un affaiblissement de la mémoire.

Des résultats similaires trouvent confirmation dans une étude de l'Institut universitaire de gériatrie de Montréal qui associe également les répercussions d'un déséquilibre hormonal causé par le stress ou l'anxiété à des troubles de la mémoire à court terme.

Une autre étude sur les cas de maladie d'Alzheimer a noté un taux insuffisant de l'hormone acétylcholine dans une partie du cerveau associée à la mémoire (*Nucleus basalis*). Lorsque cette partie du cerveau fonctionne normalement, l'acétylcholine (qui est un important neurotransmetteur) est fabriquée par les neurones (cellules nerveuses) à partir d'une enzyme. Il est possible qu'un taux surélevé d'hydrocortisone inhibe la production des enzymes en question.

Les troubles de la mémoire, communs chez les personnes souffrant d'anxiété, peuvent être à la source de plusieurs problèmes aux conséquences très vastes. Par exemple, les solutions aux problèmes qui se présentent ne sont pas assimilées ou bien l'analyse de ces problèmes ne peut tenir compte d'éléments primordiaux. La crainte d'oublier quelque chose d'important catalyse l'anxiété et un cercle vicieux prend place. Les troubles de la mémoire sont aussi souvent reliés à des problèmes de concentration. Dans les deux cas, les gens qui éprouvent ces problèmes sont plus susceptibles aux accidents.

On considère aussi que la mémoire peut être préservée par des changements du mécanisme génétique des neurones ; les informations seraient entreposées sous la forme d'une modification de l'ADN du noyau des neurones. Ces modifications peuvent changer les souvenirs si elles sont les fruits d'un déséquilibre hormonal. Parce que l'identité d'une personne est le résultat de la somme de ses expériences, la modification des enregistrements mémoriels et l'incapacité de compiler ou d'accéder à ces expériences peuvent nuire énormément au développement de cette identité.

La médecine actuelle ne possède pas de solution pour les problèmes de la mémoire et il n'existe pas de pilules de mémoire efficaces. Pour l'instant, la prévention est le seul moyen de préserver ses capacités mémorielles. Il existe toutefois de nombreux médicaments pour traiter les autres symptômes de l'anxiété. Ces catégories de médicaments sont parmi les plus consommées au monde.

Chapitre 2

Les traitements médicaux traditionnels

« L'anxiété est enrobée de statistiques, soulagée avec des pilules dorées et cotée à la Bourse. C'est une industrie, une économie, un mode de vie. »

Woody Allen

Les différentes approches

Une fois qu'elle a bien cerné les symptômes de l'anxiété, la médecine traditionnelle propose trois types de traitement : la psychothérapie, la chimiothérapie ou les deux combinés. Puisque l'anxiété découle tant de facteurs psychosociaux que de facteurs biochimiques, il est normal d'utiliser ces deux approches pour un traitement efficace.

La psychothérapie seule peut suffire pour traiter les formes modérées d'anxiété qui résultent d'un événement, ponctuel le plus souvent, affectant notre vie. La chimiothérapie sera ajoutée au traitement seulement s'il n'y a pas de réponses à l'approche psychologique ou si la réponse est insuffisante. Outre les sédatifs et les tranquillisants, les antidépresseurs sont souvent prescrits dans les cas d'anxiété, car les symptômes sont très similaires. La prescription de ces médicaments se fait malheureusement trop souvent sans le soutien d'une psychothérapie.

Il existe trois types de psychothérapies qui proposent des traitements distincts. La thérapie psychanalytique (psychanalyse freudienne, jungienne et analyse bioénergétique), la thérapie behavioriste (cognitive-behaviorale, émotivo-rationnelle et systémique interactionnelle) et la thérapie humaniste (psychothérapie rogérienne, gelsalt-thérapie, autodéveloppement et psychothérapie corporelle intégrée). Il existe également des dizaines de techniques comme la relaxation scientifique, le focusing, l'hypnose, le reiki, les massages, qui peuvent aider à réduire l'anxiété de façon notable.

Les tranquillisants, les somnifères et les sédatifs ne peuvent être utilisés que sur une très courte période et seulement lorsque les problèmes persistent et sont considérés comme graves. Ces catégories de médicaments sont malheureusement souvent prescrites pour les cas d'anxiété légère ou moyenne, et ce, sur une longue période. Voici plus en détail leurs effets, positifs et négatifs, sur l'organisme.

Les tranquillisants

Depuis que l'on a prouvé l'efficacité d'un dérivé produit de la serpentaire (plante médicinale), les formes de tranquillisants n'ont cessé de se multiplier. La vente de ces médicaments représente maintenant des revenus de milliards de dollars annuellement pour l'industrie pharmaceutique et constitue probablement une des parts les plus importantes de leur marché.

Leur utilisation comporte toutefois plusieurs effets néfastes sur la santé. D'abord, il est important de mentionner que ces produits ne sont efficaces qu'à court terme seulement. Les fabricants eux-mêmes ne recommandent leur usage continu que pour une période de trois semaines tout au plus. Leur usage régulier exige des doses sans cesse supérieures. Malgré tout, on les prescrit trop souvent sur de longues périodes ; on parle aujourd'hui de consommation massive de ces médicaments.

Les tranquillisants agissent habituellement en réduisant le tonus des tissus nerveux. Plusieurs d'entre eux affectent le fonctionnement de l'acide gamma-aminobutyrique. Ils annihilent en particulier tout ce qui permet de faire des efforts.

Les benzodiazépines, popularisées par le valium, constituent la forme la plus fréquemment prescrite. Parmi les effets secondaires de ces produits très utilisés, la somnolence est rapportée le plus fréquemment. On a noté également les effets suivants : perte de mémoire, problèmes de concentration, perte d'équilibre, étourdissements, fatigue et léthargie, désorientation, ataxie, nausées et vomissements, modifications de l'appétit, dépression, vue brouillée, agitation psychomotrice, troubles du sommeil, troubles sexuels, troubles gastro-intestinaux, éruptions cutanées, troubles respiratoires.

Des réactions paradoxales comme l'hostilité, l'irritabilité et l'excitabilité et des dysfonctionnements comme l'hypotension, la confusion mentale, des difficultés d'élocution ainsi que des anomalies rénales et hépatiques émergent aussi au cours des traitements aux benzodiazépines.

Les hypnotiques

Les hypnotiques (somnifères) et les sédatifs ont sensiblement le même fonctionnement que les tranquillisants. Ils produisent également une activité des enzymes qui accélère les capacités de métabolisation de l'organisme. Les benzodiazépines utilisées comme hypnotiques et les barbituriques sont les formes les plus fréquemment prescrites dans cette catégorie.

Les somnifères de la classe des benzodiazépines comportent les mêmes effets secondaires que ceux qui sont utilisés comme tranquillisants. Ils peuvent également occasionner des problèmes de coordination et de mémoire d'un type particulier nommé « amnésie du voyageur ».

Cet effet peut se produire quelques heures après l'absorption du médicament. Si la personne se réveille avant que l'effet du médicament se soit dissipé, elle ne se souviendra pas des événements qui prendront place durant cette période. Les benzodiazépines qui s'éliminent rapidement de l'organisme peuvent provoquer un état de manque entre deux administrations. Cet état peut occasionner le réveil durant la nuit et une augmentation de l'anxiété ou de la nervosité durant le jour.

L'utilisation prolongée des médicaments de la classe des barbituriques peut affecter les facultés mentales et physiques. De la somnolence et parfois de la confusion, accompagnées d'une diminution ou de l'absence de réflexes, sont reliées à leur usage. Comme pour les benzodiazépines, ils provoquent l'accoutumance et la dépendance physique. L'accoutumance favorise la prise de doses plus élevées, qui peuvent créer une intoxication aiguë. Les symptômes seront une dépression respiratoire marquée et persistante, et quelquefois un état de choc.

Dans le cas d'un empoisonnement plus grave, des complications respiratoires et cardiovasculaires ainsi qu'une insuffisance rénale peuvent causer la mort. Les dangers d'un surdosage sont multipliés par l'absorption simultanée d'alcool, de tranquillisants ou de narcotiques.

Même si les somnifères ne sont pris que sur une courte période (quelques semaines), leur retrait cause souvent un sevrage. Ces symptômes se manifesteront par des sensations désagréables généralisées, de l'anxiété, de la nervosité, des crampes abdominales et musculaires, des vomissements et des tremblements. L'insomnie de « rebond » constitue également l'un des symptômes de sevrage ; elle est caractérisée par le retour d'une insomnie souvent plus marquée qu'au début du traitement.

Les antidépresseurs

Dans les cas d'anxiété chronique, il est courant d'avoir recours aux antidépresseurs. Il existe différentes classes de ces médicaments. Voici la liste et une brève description de leurs actions.

- **Les IMAO.** Cette classe d'antidépresseurs augmente le taux de sérotonine en inhibant une enzyme nommée monoamine-oxydase. Cette enzyme réduit la quantité de sérotonine qui contrôle la stabilité émotionnelle. En ralentissant l'action de l'enzyme, les IMAO permettent une augmentation du taux de sérotonine disponible au cerveau. Plusieurs restrictions sont reliées à leur usage. Une longue liste d'aliments sont prohibés.
- **Les tricycliques.** L'introduction de ces antidépresseurs remonte aux années 1950. Populaires et largement utilisés dans les années 1970 et 1980, ils étaient considérés comme très efficaces pour le traitement de l'anxiété et des dépressions qui entraînaient une perte de poids, un profond sentiment de découragement et la perte des capacités à éprouver du plaisir. Les tricycliques agissent en augmentant le taux de dopamine et de norépinéphrine, deux neurotransmetteurs responsables de la régularisation des systèmes nerveux et cardiaque. Malheureusement, ces antidépresseurs occasionnaient des effets secondaires sérieux. Des troubles d'ordre sexuel, de la confusion, des problèmes visuels, d'arythmie cardiaque et de basse pression sont associés à leur usage.

- **Les SSRI.** Derniers-nés des antidépresseurs. Le Prozac a grandement popularisé cette classe de médicaments. Les SSRI agissent en calibrant les taux de sérotonine sans affecter les autres neurotransmetteurs. Bien que les effets secondaires de ce type de médicaments soient moindres que ceux de leurs prédécesseurs, on en observe tout de même quelques-uns. Des problèmes d'anxiété, d'insomnie, de perte de poids subite, d'impotence sexuelle et de diarrhée sont parmi leurs effets secondaires. De plus, ils sont déconseillés pour les personnes âgées qui souffrent de problèmes de reins ou de foie. Ces médicaments seront prescrits surtout pour des troubles compulsifs du comportement comme la boulimie. Ils ont aussi une présence prolongée dans l'organisme.

L'utilisation abusive de ces médicaments est une source de problèmes sérieux. Selon une récente étude de Statistique Canada, menée auprès de 18 000 personnes, un grand nombre de gens consomment des antidépresseurs sans pour autant être dépressifs. Ces résultats sont confirmés par les psychologues de l'Université d'Ottawa, qui considèrent que les personnes consommant ainsi des médicaments dont elles n'ont pas besoin s'exposent à des effets secondaires et entraînent de grandes dépenses en services de santé. Cela n'empêche pas certains médecins de prescrire un antidépresseur (ziban) aux gens qui veulent arrêter de fumer !

Les analgésiques

Souvent prescrits préalablement à un diagnostic d'anxiété, les analgésiques seront utilisés afin de soulager les symptômes psychosomatiques qui prennent la forme de douleurs diverses.

- **L'acide acétylsalicylique** (aspirine). Ce médicament soulage temporairement les douleurs musculaires, articulaires, arthritiques, rhumatismales et les maux de dos. Il peut être contre-indiqué si l'on souffre de problèmes gastriques ou d'ulcères gastroduodénaux, d'asthme, d'anémie grave, de maladie hépatique, si l'on est enceinte et si l'on éprouve des problèmes de coagulation sanguine. On a rapporté les effets indésirables suivants : nausées et vomissements, irritations ou saignements gastriques, démangeaisons, éruptions cutanées et baisse de l'ouïe. Un surdosage peut causer des convulsions, de la confusion mentale, une augmentation du rythme de la respiration, des hallucinations ainsi que de l'excitation ou de la nervosité grave. Près de 800 décès accidentels sont reliés à son usage chaque année.

- **L'acétaminophène** (Tylenol). Ce médicament soulage une grande variété de douleurs musculo-squelettiques ainsi que les maux de tête et les névralgies. Aussi efficace pour abaisser la fièvre, il n'a pratiquement aucun effet néfaste si on le consomme selon la posologie, sur une courte période. Un surdosage ou une utilisation prolongée peut résulter en de graves troubles hépatiques (foie). Les effets de toxicité seront augmentés avec un usage simultané de tranquillisants ou d'alcool.
- **La codéine.** Elle est efficace pour soulager les douleurs sévères. Par contre, la tolérance à ce médicament s'établit rapidement et la prise de doses de plus en plus élevées peut provoquer un surdosage entraînant un arrêt circulatoire et la mort. Même si la codéine ne cause pas de dépendance, son retrait peut occasionner une certaine nervosité.
- **Les analgésiques opiacés** (morphine, par exemple). Ces substances sont très efficaces pour augmenter le seuil de tolérance à la douleur. Les effets analgésiques de la morphine sont imputables à son action sur le système limbique et l'hypothalamus. Son utilisation répétée entraîne une dépendance physique ; une utilisation à forte dose cause une psychodépendance sévère. Le retrait brusque provoque des symptômes de sevrage. Les effets indésirables sont nombreux : de la simple constipation, des nausées et des vomissements jusqu'à l'arrêt respiratoire et cardiaque. Le surdosage peut être mortel.

Les antibiotiques

L'efficacité du système immunitaire peut être hypothéquée jusqu'à 30 % chez les gens qui souffrent d'anxiété. On prescrit donc régulièrement des antibiotiques pour traiter leurs multiples infections.

La pénicilline a sauvé de nombreuses vies depuis sa création, mais son usage comporte aussi des risques et des effets secondaires comme pour les médicaments cités précédemment. Il existe, bien sûr, d'autres variétés d'antibiotiques qui ont tous prouvé leur efficacité et dont l'usage comporte également des effets secondaires variés.

Le véritable problème est que, depuis l'introduction massive des antibiotiques au début des années 1940, leur utilisation immodérée a contribué au développement de superbactéries qui sont devenues résistantes à ces médicaments. On n'a qu'à penser aux bactéries staphylocoques et streptocoques qui occasionnent fréquemment la mise en quarantaine de gens qui en sont atteints, un problème que reconnaît la communauté médicale.

Un rapport publié en 1997 dans le *Journal of the American Medical Association* affirmait que les médecins américains prescrivaient inutilement des antibiotiques dans 70 % des cas d'infections virales comme la grippe et les bronchites. En 1992, on a délivré 12 millions d'ordonnances pour ces conditions.

Cet état de fait est une des raisons majeures qui motive de plus en plus de médecins nord-américains à adopter une attitude favorable envers la phytothérapie. L'usage des antibiotiques, qui a autrefois contribué au déclin de la médecine herboriste, est maintenant un des arguments incontournables pour la réintégration de cette science dans le système de santé officiel.

L'effet tertiaire

Il existe aussi ce que j'appelle l'effet tertiaire. Actuellement, la majorité des médicaments pour l'asthme (corticostéroïdes) qui sont administrés à l'aide de pompes aérosol, ou inhalateurs, utilisent des CFC (chlorofluorocarbones) comme agents propulseurs ! Les particules de CFC se multiplient par milliers une fois qu'elles ont atteint la stratosphère. Les dommages causés par les CFC (de toute source) sur la couche d'ozone sont en grande partie responsables des changements climatiques et de la hausse des niveaux de rayons ultraviolets, que nous connaissons tous.

La phytothérapie, une solution de rechange

La phytothérapie n'est pas une solution miracle. Le vrai miracle serait qu'il n'y ait plus de stresseurs négatifs pour personne. L'utilisation de plantes médicinales offre tout de même une solution de remplacement qui, dans certains cas, est aussi efficace que la médecine traditionnelle, sinon plus, et qui comporte assurément moins de risques.

Pour cela, il faut tout de même s'assurer de critères de production rigoureux et de méthodes de culture adéquates en tenant compte de tous les paramètres qui peuvent influencer la qualité des plantes. En horticulture, les résultats de nos efforts reposent sur une grande quantité de paramètres incontrôlables. Les conditions ambiantes, par exemple, sont responsables du développement de la plante dans toute son intégrité.

Tout comme la qualité d'un bon vin dépendra d'une multitude de facteurs environnementaux, les propriétés d'une plante médicinale seront grandement affectées par les conditions climatiques. La température moyenne, la durée d'ensoleillement, l'humidité relative, la quantité d'arrosage mais aussi la structure du sol et son degré d'acidité, l'altitude, la qualité de l'eau de pluie et l'âge de la plante sont tous des facteurs qui influencent la présence et la qualité des ingrédients actifs.

Bien sûr, des contaminants, dont ceux que nous ajoutons nous-mêmes, peuvent altérer les attributs de la plante. En fait, il est important d'avoir une vision globale des implications reliées à la production et à la consommation de végétaux dans un but thérapeutique, et alimentaire, afin de s'assurer que l'on dispose de conditions gagnantes pour garantir des résultats optimaux.

Chapitre 3

L'environnement, l'horticulture et la santé

« L'homme est relié à l'environnement qui influence sa santé. »
Hippocrate

L'homéostasie environnementale

Hippocrate, ce botaniste et médecin qui a créé l'éthique de la médecine moderne il y a 2 500 ans, vénérait la déesse Gaïa, qui personnifiait la Terre mère et nourricière universelle. Il percevait la planète comme un être vivant dont il était l'enfant. Selon cette philosophie, ce qui a amené l'homme à exister est le lien même qui réunit tout ce qui a vécu et qui est vivant dans ce monde.

Par exemple, en horticulture, il n'y a pas de mauvaises herbes; il n'y a que des végétaux qui ne sont pas au bon endroit ou qu'on ne désire pas posséder. Toutes les plantes ont une fonction dans l'écosystème. L'homéostasie de l'environnement est basée sur la biodiversité.

L'adaptation à leur environnement a joué un rôle prédominant dans l'évolution des espèces qui sont tributaires d'un équilibre basé sur un nombre incalculable de compromis. Chaque espèce doit son existence à la présence des autres formes de vie qui partagent cette planète. Ainsi, le stress n'est pas exclusif à l'humain : toutes les formes de vie et l'ensemble des écosystèmes y sont exposées et en subissent les répercussions. Prendre conscience des déséquilibres causés à l'environnement, c'est aussi se rendre compte de ce qui nous affecte.

En 1980, le président Carter reçut le *Global 2000 Report to the President*, produit par le Council on Environment Quality et le département d'État américain. Ce rapport prévoyait la disparition de 500 000 espèces animales et végétales, réduisant ainsi la variété de l'écosystème et diminuant sa stabilité.

L'importance de la biodiversité a été reconnue lors de la conférence de Rio de Janeiro en 1992 par la majorité des intervenants.

Ce n'est qu'en 1994 qu'il a été prouvé scientifiquement, par deux chercheurs de l'Université de Montréal et de l'Université du Minnesota, qu'un minimum de sept espèces végétales étaient requises pour assurer la conservation d'un environnement sain et capable de se reconstituer à la suite d'une catastrophe naturelle ou « artificielle ». Ces recherches ont évidemment démontré que les écosystèmes qui traversent le mieux de tels événements sont ceux qui comportent le plus de variétés. À cette époque, on estimait que 12 % des plantes étaient considérées comme rares ou menacées aux États-Unis, et 1 % au Canada.

En septembre 1999, l'organisation Worldwatch Institute (WWI) publiait un rapport confirmant que la perte de la biodiversité menace l'alimentation et la santé de la population mondiale. Par exemple, en Chine, on cultivait 10 000 variétés de riz en 1949 et seulement 1 000 dans les années 1970. Au Mexique, on ne cultive plus que 20 % des variétés de maïs qui étaient produites dans ce pays dans les années 1930. La perte de la diversité génétique des plantes est extrêmement préoccupante si l'on considère que 3,5 milliards d'individus sur la planète dépendent des plantes pour se soigner.

Il devient donc important de conserver et de propager le patrimoine génétique que des milliards d'années d'évolution nous ont légué. Toutefois, si l'on décide de s'investir dans la culture et la propagation des plantes, on doit le faire en accord avec l'écosystème et de façon responsable. Une mauvaise gestion de certaines espèces peut avoir des conséquences insoupçonnées sur l'homéostasie de l'environnement. Par exemple, la forêt tropicale d'Hawaï est actuellement en train de perdre du terrain chaque jour devant des ennemis importés par les Européens lors de la colonisation et que l'on croyait inoffensifs : les cochons sauvages, qui endommagent les racines en cherchant leur nourriture, et la vigne à vin, qui étouffe graduellement les arbres et affaiblit leur résistance aux conditions ambiantes parfois rudes de ce climat. Leur présence cause un stress évident sur l'écosystème indigène.

Il n'existe aucun prédateur naturel pour contrer les dommages causés par la vigne en équilibrant sa présence. L'évolution de la faune de cet endroit s'est produite d'une façon totalement indépendante du reste du monde ! Les milliers d'espèces qui y sont naturalisées n'ont toutes comme origine que quelques centaines d'espèces à la base. Cette forêt tropicale, déclarée patrimoine mondial, est maintenant clôturée et le rôle de garde forestier s'est transformé en celui d'arracheur de vigne et de chasseur de cochons sauvages. Au Québec, la vigne, qui est très répandue dans la nature, a indirectement causé la perte de nombreux arbres lors de la tempête de verglas en 1998.

L'étalement urbain sans notion de développement durable cause aussi de graves problèmes. Lors de l'aménagement de nouveaux quartiers d'habitation, il est de pratique courante d'éliminer toute la végétation existante et d'implanter de nouveaux végétaux à la fin des travaux de construction. On détruit donc complètement une végétation autosuffisante et l'organisation du sol, pour niveler le tout et y aménager des kilomètres carrés de pelouses et de plates-bandes qui exigeront un apport régulier de produits chimiques.

Pour ce qui est du design de l'environnement, la nature est le plus grand maître d'œuvre. Il est beaucoup plus avantageux de s'accorder avec elle en profitant de chacune de ses « imperfections ». En utilisant les dénivellations du terrain, on peut aménager plusieurs types d'environnements appropriés pour différentes espèces. On peut ainsi facilement recréer les conditions naturelles idéales pour la croissance de plantes très variées.

Un autre phénomène qui met l'homéostasie environnementale en danger est celui des contaminations de maladies favorisées par la circulation de plus en plus fréquente de végétaux et de produits entre les pays. Par exemple, en 1979, les producteurs de tabac du sud de l'Ontario ont perdu 30 % de leurs récoltes à cause d'une maladie fongique, le « Blue mould », qui provenait du sud des États-Unis. Les plants de tabac canadiens n'avaient aucune défense naturelle contre ce fongus, qui a occasionné des pertes de revenus estimées à 60 millions de dollars. Présentement, les producteurs d'agrumes de la Floride sont aux prises avec une maladie similaire qui provient de Cuba. Ils n'ont d'autres choix que de traiter constamment leurs récoltes avec des fongicides et des pesticides.

De telles contaminations ne sont pas seulement que d'origine naturelle.

Un champignon semblable, le *Fusarium oxysporum*, a été créé génétiquement et relâché dans la nature en 1998 pour détruire les cultures illégales de cannabis. On estime que ce champignon a détruit près de 55 000 plants depuis sa création. Outre le fait que le cannabis est un sujet d'étude et qu'il est déjà utilisé pour ses propriétés médicinales, il est génétiquement très semblable au houblon, au tabac et au plant de tomates, qui risquent de ce fait de devenir les prochaines victimes de ce champignon.

L'expansion constante de l'industrie de l'horticulture ornementale, telle que nous la pratiquons aujourd'hui, entraîne aussi des conséquences imprévues sur l'écologie. La majorité des plantes annuelles sont d'origine étrangère ; habituées à un sol plus riche, elles exigent une fertilisation soutenue et une grande quantité d'eau. Cette fertilisation se fait la plupart du temps à l'aide d'engrais chimiques. L'utilisation de pesticides et d'herbicides de façon préventive est assurément une source de contamination inquiétante. Ces produits sont parmi les plus grands dangers qui menacent l'environnement. Radicaux libres par excellence, ils modifient le code génétique des plantes et comportent des risques pour ceux qui les consomment.

Hippocrate proclamait d'ailleurs que « l'homme est relié à l'environnement qui influence sa santé » ; à cette époque, il n'y avait que 250 000 personnes qui habitaient ce monde. Près de 2 500 ans et 5 milliards d'individus plus tard, Albert Einstein démontrait que « l'homme fait partie d'un tout que l'on nomme Univers ». La médecine et la science moderne se sont construites sur les pierres que ces hommes ont posées, malheureusement sans considération pour ce principe fondamental.

L'être humain ne s'est pas adapté à son environnement ; il cherche plutôt depuis toujours à adapter cet environnement à ses besoins, à domestiquer la nature, malheureusement trop souvent au détriment des autres espèces et de lui-même, en utilisant des matériaux et des technologies dommageables pour l'écologie entière. En ne cherchant pas à s'adapter, l'homme est en combat avec les forces mêmes de l'évolution qui régissent ce monde. L'anxiété est, par ce fait, innée à l'être humain.

L'inconscient collectif, dont la notion fut introduite par Carl Jung, consiste en une stratification des expériences millénaires de l'humanité qui s'exprime par un petit nombre d'archétypes. Il existe donc une mémoire génétique : la mémoire de nos cellules. C'est cette mémoire qui est le mécanisme de la vie, et qui permet la reconnaissance sélective des cellules entre elles afin qu'elles puissent s'unir pour former une chaîne viable et capable de se développer.

La mémoire génétique n'oublie pas. L'impact que l'environnement a sur l'homme est inscrit dans ses gènes tout comme les traits de caractère physiques et psychologiques qui s'inscrivent et se transmettent par ce code.

L'environnement est déséquilibré et cela a aussi des répercussions sur l'humanité : les taux de fertilité sont à la baisse, les cas de cancer sont à la hausse et les déficiences immunitaires sont des facteurs qui font maintenant partie de notre quotidien, tout comme l'on doit maintenant porter des lunettes de soleil même lorsque le ciel est couvert de nuages.

Tout doit être fait pour que l'environnement retrouve son équilibre.

Il en va de notre santé et de celle des générations à venir.

Les plantes transgéniques

Depuis quelques années, l'homme modifie le code génétique des plantes. Parfois motivées par de bonnes intentions, les manipulations génétiques peuvent avoir des retombées incalculables sur l'environnement, la santé, la biodiversité et le système mondial d'alimentation, selon une recherche journalistique effectuée auprès de scientifiques et d'agriculteurs au cours des deux dernières années (« La révolution alimentaire », *La Presse*, 17 juillet 1999).

Les recherches à ce sujet se multiplient tout de même de jour en jour. On tente d'appliquer cette technologie à toutes les sauces ; en Allemagne, on a intégré des gènes d'orge à des cépages de vignes afin de rendre celles-ci plus résistantes aux champignons. Des scientifiques de l'Université d'Hawaï s'apprêtent à créer le grain de café sans caféine. De nouveaux œillets transgéniques de couleur violette doivent cette teinte à l'ajout d'un gène de pétunia, la flavonoïde 3',5'-hydroxylase, qui régit la synthèse de la delphinine, un pigment bleu.

Le secteur de l'alimentation n'y échappe pas ; près de 2 500 produits de consommation contiennent du maïs (souvent sous forme d'huile) génétiquement modifié. Au Québec, selon les statistiques de l'Union des producteurs agricoles, de 30 % à 50 % des plants de canola produits en 1998 étaient génétiquement modifiés. On estime que les cultures des organismes génétiquement modifiés (OGM) devraient couvrir l'ensemble des terres arables de l'Amérique du Nord d'ici 2005. En 1999, Statistique Canada révélait que 60 % des produits sur les tablettes des supermarchés contenaient des ingrédients d'origine transgénique ; aujourd'hui, la proportion est encore plus élevée. Si la tendance se maintient, on ne devrait trouver que ces produits sur les étalages d'ici 2010.

Le problème majeur est que personne ne peut prédire les effets à long terme de cette technologie. La Fédération pour la protection de la nature et de l'environnement estime que la multiplication des gènes étrangers risque de devenir incontrôlable. Plusieurs scientifiques croient également que la consommation d'OGM peut entraîner la création de nouveaux agents qui pourraient causer des allergies ou des risques de transferts de gènes résistant aux antibiotiques et aux microorganismes du tube digestif.

Pour sa part, l'organisme Greenpeace estime que les risques écologiques ne sont pas encore suffisamment clarifiés. Et il est fort possible qu'ils ne soient pas clarifiés bientôt, du moins au Canada. Le gouvernement canadien a déjà approuvé les OGM et Santé Canada ne les considère pas comme des produits pharmaceutiques, il n'y a donc pas d'études sur leurs effets possibles sur les organismes vivants. Ces produits se trouvent donc directement sur les tablettes. De plus, aucune loi n'oblige actuellement les producteurs à identifier ces produits.

En Europe, par contre, on prend la chose très au sérieux, surtout depuis les épisodes de la maladie de la vache folle et de la contamination à la dioxine en Belgique. En juin 1999, l'Union européenne a imposé un moratoire sur tous les produits étrangers qui peuvent comporter des dangers pour l'environnement et la santé. Les aliments transgéniques américains sont particulièrement visés par cette loi. En Australie, un consortium industriel lancera bientôt une étiquette « garanti sans OGM » certifiant l'absence d'organismes génétiquement modifiés.

Pour ce qui est de la culture des plantes médicinales, les dangers que représente cette technologie ne sont pas négligeables. Un flavonoïde de pétunia génétiquement modifié qui serait hybridé à une plante changerait la constitution chimique de celle-ci, en altérant assurément ses propriétés thérapeutiques. Mais surtout, on ignore encore quels seront au juste les effets de ces modifications sur notre santé.

Il existe également des manipulations qui visent à la conception de semences qui ne produiront que des plantes stériles dont les graines ne pourront germer. Cette technique a pour but de conserver un monopole sur les variétés ainsi produites. Si de telles modifications prenaient la clé des champs, plusieurs espèces risqueraient de disparaître.

Pour l'instant, les moyens dont nous disposons pour nous protéger sont limités. La source des semences ou des plants doit être 100 % organique et sans modification de quelque ordre que ce soit. Ce choix est capital.

Nous pouvons aussi facilement éliminer d'autres facteurs qui affectent grandement l'équilibre chimique des plantes et leur sécurité : les pesticides, les herbicides et les fertilisants de synthèse.

Déprime 101

Dans l'optique de la médecine herboriste, les plantes médicinales se doivent d'être aussi pures que possible. L'équilibre chimique des plantes et la présence de chaque ingrédient actif sont des critères de qualité incontournables.

Les contaminants sont en partie métabolisés et éliminés par les végétaux qui, en contrepartie, accumulent des dépôts résiduels toxiques. La concentration de ces dépôts n'est pas négligeable. Dans le cas de plantes vouées à la consommation, on parle de contamination alimentaire.

De nos jours, la réglementation n'assure pas que les produits de consommation sont libres de contaminants. Elle fait plutôt en sorte que la présence de ces contaminants ne dépasse pas un taux de toxicité « acceptable ». En production agricole, horticole et maraîchère, les contaminants sont bien identifiés et leurs effets néfastes sur la santé et l'environnement sont très bien connus de tous. Pourtant, leur utilisation massive demeure quotidienne. Ces contaminants sont évidemment les pesticides, les herbicides et les engrais chimiques.

L'avènement des pesticides a tout d'abord été accueilli comme une bénédiction par les fermiers qui subissaient de lourdes pertes à cause des infestations d'insectes nuisibles, favorisées par l'implantation de monocultures à grande échelle. Ces agriculteurs, qui n'étaient pas de mauvais bougres, ont utilisé les pesticides de façon massive bien souvent en croyant qu'il n'y aurait pas de conséquences néfastes pour la santé et l'environnement. Lors de l'introduction du DDT, par exemple, les vendeurs de ce produit hautement toxique en buvaient des verres entiers afin de convaincre les fermiers de sa sécurité pour l'homme. Tous les étudiants en horticulture qui ont visionné les documents vidéo relatant ces faits ont surnommé, avec raison, le cours sur les pesticides « Déprime 101 ».

La propagation des pesticides dans l'environnement est majoritairement attribuable à une utilisation inconsciente de la part des producteurs. Considérée aujourd'hui comme une technologie à risque, la gestion de ces produits dangereux s'est avérée un échec. Les sols et les eaux en sont maintenant souillés. Une multitude d'êtres vivants en sont contaminés et cela a des répercussions sur la totalité de la chaîne alimentaire. De plus, certains pesticides ont une durée de vie active très prolongée. On trouve encore des traces de DDT qui ont conservé près de 40 % de leur toxicité 20 ans après l'interdiction de cette substance.

Uniquement en agriculture, on utilise plus de 1 milliard de kilos de pesticides annuellement sur la planète. En horticulture ornementale, l'usage domestique de pesticides et d'herbicides de façon préventive cause aussi des dommages importants. Les traitements de pelouse sont la deuxième source en importance pour la propagation de pesticides et d'herbicides dans l'environnement.

Au Québec, l'horticulture ornementale est une industrie florissante qui ne cesse de croître. Depuis les 10 dernières années, les revenus qu'elle a engendrés sont passés de 277 millions de dollars en 1987 à 514 millions en 1997. On peut estimer que l'utilisation de pesticides, d'herbicides et d'engrais chimiques a presque doublé durant cette période. Malheureusement, les pesticides ne s'éliminent pas d'eux-mêmes et ils ne disparaissent pas non plus. Ils se déplacent plutôt tout au long de la chaîne alimentaire ; c'est pourquoi on trouve des traces de ces résidus dans 99 % des humains.

Ces produits sont connus pour hypothéquer le système immunitaire et l'activité hormonale. Les liens entre les pesticides et le cancer sont aussi établis de façon irrévocable même si leurs mécanismes restent à déterminer. Certains spécialistes ont même démontré que les taux de cancer du sein augmentent avec la vente de ces produits.

Un autre facteur rend l'utilisation des pesticides irrationnelle: la tolérance naturelle que développent les insectes constamment contrôlés avec les mêmes produits. Chaque génération d'insectes comporte des individus qui, par mutation naturelle, sont naturellement immunisés contre les pesticides. Ces « mutants » survivent aux traitements et reproduisent une nouvelle génération qui, à son tour, est totalement immunisée. C'est pourquoi on doit constamment recourir à des pesticides de formules différentes et plus toxiques.

La plupart des nouveaux pesticides utilisés à grande échelle ont une action neurotoxique. Une absorption de certains de ces produits en quantités infimes peut causer des troubles du système nerveux, un affaiblissement du système immunitaire et même parfois la mort. Par exemple, la plupart des herbicides contiennent, entre autres, des dioxines. Ces sous-produits de fabrication résultent d'une réaction chimique catalysée par la conception d'un dérivé chloré du phénol qui fait partie de la composition de nombreux défoliants. L'OMS a classé cette substance parmi les agents cancérigènes pour l'homme en 1997. Les experts estiment que la dioxine TCDD, qui est la plus répandue, demeure près de 30 ans dans l'organisme humain.

On considère que les dioxines dérèglent l'équilibre hormonal, ce qui provoque des symptômes de toxicité sérieux sur le système nerveux, le système immunitaire et la reproduction. Des lésions pulmonaires et de la peau sont également rapportées par des professionnels de l'horticulture.

Comme les pesticides, ces toxines se déplacent tout au long de la chaîne alimentaire en la contaminant. Selon une estimation de l'Environmental Protection Agency of America (EPA), une exposition moyenne à ce produit durant 30 ans causerait entre 1 800 et 2 900 décès par cancer dans les pays industrialisés.

La contamination des denrées alimentaires en Belgique au printemps 1999 a démontré d'ailleurs à quel point ce problème est sérieux. À la suite de la distribution de 80 000 kilos de farine animale contaminée aux dioxynes, des taux de 1 000 fois supérieurs à la norme autorisée ont été détectés dans des produits alimentaires. Le gouvernement belge s'est vu obligé de suspendre l'exportation des denrées alimentaires contenant plus de 2 % de gras animal. Du jour au lendemain, la Belgique s'est retrouvée quasiment isolée sur le plan européen et encore plus sur le plan international.

L'Agence canadienne d'inspection des aliments a dû imposer une interdiction d'importation sur les produits de bœuf, de volaille, de porc et de leurs dérivés, sur les produits laitiers, les œufs, le chocolat, les gâteaux et les pâtes alimentaires qui provenaient de ce pays.

Une récente étude réalisée dans différents pays, commandée par le World Wide Fund for Nature, a recensé la présence de plus de 350 substances toxiques dans le lait maternel, dont évidemment le DDT et les dioxines. Selon ce rapport, les bébés britanniques âgés de deux mois ingéreraient ainsi 42 fois la dose limite de dioxines. C'est un prix énorme à payer pour se débarrasser de quelques « mauvaises herbes ». Mais ce n'est pas tout, il y a aussi les fertilisants.

En septembre 1999, l'Organisation des Nations unies (ONU) publiait un rapport environnemental qui confirme que, tout comme les pesticides et les herbicides, les dommages causés par les fertilisants chimiques s'étendaient maintenant à l'ensemble des écosystèmes.

Les plantes ne peuvent métaboliser leur nourriture directement du sol, les éléments nutritifs doivent être solubilisés avant d'être absorbés. Les végétaux dépendent de microorganismes qui transforment ces éléments de façon à pouvoir les assimiler. Cet échange est crucial pour l'équilibre chimique des végétaux. Or l'application d'engrais chimiques détruit la vie microscopique du sol. L'apport en éléments nutritifs se trouve déséquilibré et les plantes subissent alors des changements importants dans leur croissance. Elles deviennent plus sensibles aux maladies et aux insectes ravageurs. L'utilisation de pesticides devient donc nécessaire à leur survie.

Mais l'apport d'azote nitrique, par exemple, dérègle l'équilibre chimique des plantes. Les végétaux cultivés à l'aide de ce produit recèlent jusqu'à huit fois plus de nitrates que les plantes nourries naturellement. Les nitrates peuvent favoriser la production de nitrosamines cancérigènes ou créer des affections particulièrement graves chez les nouveau-nés. Les nitrates peuvent aussi se transformer en nitrites après la récolte. Des plantes vouées à la consommation et fertilisées chimiquement ont révélé des taux de nitrites 50 fois supérieurs aux taux trouvés dans des plantes de culture écologique. Les nitrites peuvent affecter la glande thyroïde.

L'azote est tellement utilisé qu'il s'est répandu, par le ruissellement des pluies, dans la majorité des plans d'eau. Cela favorise une croissance excessive des végétaux marins, diminuant du même coup le taux d'oxygène contenu normalement dans cet environnement. Les répercussions se font sentir sur l'ensemble des formes de vie.

Ce transfert involontaire des engrais azotés conduit inévitablement à une hausse du coût de production de l'eau potable, qui en est évidemment contaminée. La dose maximale de nitrates, fixée à 44 mg par litre par l'OMS, est largement dépassée dans bien des régions.

Une autre substance utilisée en fertilisation, le potassium soluble, inhibe l'absorption du magnésium par l'organisme lorsqu'il est présent en grande quantité. Le magnésium tient un rôle important dans notre système immunitaire. En dernier lieu, mentionnons que les superphosphates recèlent de nombreux métaux lourds dont l'arsenic, le plomb, le cobalt et d'autres éléments nocifs.

Un sol contaminé par les pesticides, les herbicides ou les engrais chimiques peut exiger jusqu'à 10 ans de soins intensifs avant que l'équilibre naturel revienne. Les engrais « de base organique » sont aussi à proscrire ; ce sont en réalité des engrais chimiques auxquels on a ajouté un peu de matière organique. Un bon produit doit être 100 % organique. En éliminant l'usage de ces produits chimiques, il est possible de réduire jusqu'à 90 % les dangers de contamination reliés à la consommation des végétaux.

Il faut donc changer nos habitudes et notre perception.

Le syndrome « pas dans ma cour »

Le bureau d'où j'écris ces lignes se situe devant une très grande fenêtre qui me permet de voir le ciel et les arbres comme si j'y étais. Il m'arrive également d'observer des choses plutôt cocasses.

J'ai un voisin, nommons-le Roland, qui est pour moi une source fréquente d'étonnements. C'est le genre de type qui sort la nuit pour arroser son gazon et laver son entrée asphaltée quand il y a une restriction d'arrosage à cause de la sécheresse. L'automne venu, il attend une journée de grands vents pour pousser les feuilles mortes sur le terrain du voisin… qui n'a pas d'arbres.

Un matin alors que je travaillais tôt en observant le soleil se lever, j'aperçus Roland qui, après avoir vérifié que personne ne le voyait, a ramassé un écureuil mort sur le bord de son terrain et… a traversé la rue pour le déposer sur le terrain de son voisin ! Un peu surpris et amusé sur le coup, j'ai ensuite pris conscience que je venais d'observer ce que les écologistes nomment le syndrome « pas dans ma cour ». Il était beaucoup plus simple pour Roland d'aller placer la dépouille de l'écureuil dans sa poubelle toute proche. Pourtant, il a préféré le risque de se couvrir de ridicule afin de ne pas être dérangé par l'odeur et ainsi de ne plus avoir à se préoccuper de ce désagrément.

Bien que cela puisse paraître anodin, cette attitude est en partie responsable de la dégradation de l'environnement. Il est très facile d'affirmer que la pollution vient d'ailleurs, que notre mode de vie est propre. Après tout, ne vivons-nous pas dans « le plus beau pays du monde » ? Il n'y a donc pas de quoi se préoccuper de l'environnement, c'est le voisin du sud qui pollue.

Dans les faits, il en est autrement. Une étude récente a démontré que la première source de pollution de l'air et de pluies acides en importance au pays provient de l'Ontario et non pas des États-Unis. Cette étude a comparé des industries canadiennes aux industries américaines dont les productions étaient similaires. Il a été établi que les industries canadiennes émettaient 25 % plus de polluants dans l'environnement. La réglementation canadienne en environnement, plus permissive ici qu'aux États-Unis, est responsable de ce fait. De plus, dans les dernières années, l'Ontario a diminué de 30 % son budget environnemental et de 40 % le personnel affecté à l'application des lois qui sont censées réglementer ce domaine. Le bilan environnemental canadien fait de nous un des peuples les plus pollueurs de la planète. Pourtant, ici, « tout est beau et propre » !

La perception qu'ont les gens de l'environnement est devenue anecdotique. On estime que 60 % de la population vit dans les villes. Les lacs sont toujours beaux vus de loin. Il est très difficile pour celui qui habite une banlieue toute propre, bien à l'abri du remords, de comprendre ce qu'éprouve celui qui a vu un dépôt de déchets domestiques urbains s'établir dans son coin de campagne. Loin des yeux loin du cœur !

Les lois ont interdit la vente et l'usage de DDT en Amérique du Nord, mais sa production est toujours légale. Le problème est que ce ne sont pas que les pays pauvres en voie de développement, nouveaux clients pour ce produit, qui écopent.

Nous le savons, c'est l'ensemble de la population mondiale qui paie le prix.

Vouloir se soigner avec des plantes médicinales est très sain, mais ce n'est qu'un des moyens dont on dispose pour accéder à une fin. C'est d'abord dans notre cour, notre jardin, notre quartier et dans nos habitudes de consommation que nous devons apporter des changements si nous voulons réellement accéder à une qualité de vie **durable**.

Les moyens à prendre sont simples et nous sont servis sur un plateau d'argent depuis toujours. Il ne suffit que de les cueillir. Si nous prenons soin de la nature, elle prendra soin de nous.

La culture écologique

La culture écologique est la seule méthode qui puisse être envisagée pour la culture des plantes médicinales. Cette technique, qui est parfaitement en accord avec l'environnement, permet d'assurer un équilibre naturel des constituants chimiques des plantes qui nous guériront. La culture écologique s'applique aussi à soigner la terre.

Le compagnonnage est un principe fondamental de la culture écologique qui permet d'établir une diversité de végétaux, une méthode qui apporte plusieurs avantages. Les exigences alimentaires différées des plantes épuisent le sol moins rapidement. Il suffit d'utiliser des plantes de différentes familles afin de s'assurer d'une meilleure gestion des ressources du sol. La diversité renforce l'écosystème.

Le compagnonnage doit tenir compte des besoins en éléments nutritifs et des besoins physiologiques des plantes. On doit s'assurer que l'espace et la lumière disponible à la plante sont conformes à ses besoins pour s'épanouir.

Le contrôle biologique est également un principe cher à cette culture.

L'implantation d'un bon nombre d'espèces variées favorise aussi l'apport de différents prédateurs utiles, dont les oiseaux et les batraciens. Ce sont des alliés précieux dans le contrôle des insectes nuisibles.

Le but ultime du contrôle biologique n'est pas d'éliminer complètement la présence d'insectes ravageurs, mais plutôt d'établir un équilibre nécessaire à la croissance normale des plantes. Cette méthode consiste à réduire l'intervention du jardinier dans le contrôle des insectes parasitaires, en laissant agir les animaux insectivores et les oiseaux prédateurs. Un environnement décontaminé permet à cette faune de retrouver un milieu viable où se rétablit lentement la chaîne alimentaire, autrefois interrompue par l'utilisation de puissants insecticides chimiques.

Un plan d'eau peut aussi attirer quelques batraciens qui se régaleront des vers gris et des limaces s'aventurant dans le potager la nuit. D'autres insectes comme les coccinelles sont également friands de pucerons et leur présence dans un jardin est toujours appréciée.

Le choix de plantes naturalisées sera également idéal pour cette méthode de culture, qui n'a finalement pour but que d'assister la nature dans son travail.

Les plantes naturalisées

Plusieurs plantes médicinales furent importées par les nouveaux arrivants lors de la colonisation du Nouveau Monde. Ces plantes constituaient l'ensemble des remèdes dont disposaient ces gens, qui prévoyaient des temps durs. Bon nombre de ces plantes se sont acclimatées aux rigueurs climatiques du pays et sont maintenant naturalisées à nos régions et très faciles à cultiver. Adaptées à l'environnement, elles sont peu exigeantes en soins et en fertilisants.

Il existe également plusieurs plantes rustiques à notre climat qui sont dotées d'un potentiel thérapeutique éprouvé depuis longtemps par les Premières Nations et maintenant reconnu par la communauté scientifique. Bien que ces plantes soient librement répandues dans notre environnement, plusieurs raisons nous incitent à en faire la culture nous-mêmes.

Les plantes sauvages peuvent parfois être contaminées par des retombées de produits toxiques ou être carencées en éléments nutritifs à cause d'un déséquilibre chimique du sol. Dans ces cas, la teneur des ingrédients actifs est hypothéquée. Cultiver soi-même ses plantes est la meilleure façon de contrôler leur qualité en leur assurant des conditions optimales pour leur développement.

La fraîcheur est aussi un avantage incontournable. Rien n'est meilleur que de bons fruits et légumes fraîchement cueillis du potager. Leur saveur est intacte tout comme leurs vitamines et leur potentiel énergétique. Cela est également vrai pour les plantes médicinales. La courte durée de vie de leurs ingrédients actifs et la dégradation de ceux-ci au cours de manipulations successives justifient le fait de prévaloir l'accessibilité à leur fraîcheur en tout temps.

Par ailleurs, plusieurs plantes médicinales qui ont prouvé leur potentiel thérapeutique sont dotées de qualités esthétiques appréciables. On peut donc les aménager de façon à créer un environnement des plus harmonieux. Grâce à leurs propriétés curatives, à leur présence, à leurs odeurs et à leurs couleurs, vous pourrez retirer tous les bienfaits thérapeutiques du contact qu'elles offrent avec la nature.

Le jardinage thérapeutique

Le jardinage est une activité de loisir perçue par plusieurs comme un excellent moyen de détente qui contribue à libérer les tensions. De fait, l'horticulture permet de s'accorder au rythme de la nature et de soi-même. Vous n'avez pas besoin d'avoir le pouce vert pour bénéficier des effets thérapeutiques de l'horticulture. La majorité des gens se guérissent naturellement par la culture des plantes, des herbes et des fleurs. Le jardinage, un des plus vieux arts guérisseurs, a reçu d'ailleurs une attention soutenue de toutes les communautés depuis la nuit des temps.

Par exemple, les peuples asiatiques ont toujours considéré l'horticulture non seulement comme un art et une science, mais aussi comme un moyen de parvenir à une paix intérieure et à une meilleure compréhension de la vie. Pour eux, il convient d'intégrer les valeurs de l'harmonie, de la sérénité et de l'équilibre à la conception de tout ce qui est aménagement de la nature.

En Amérique, le docteur Benjamin Rush, signataire de la Déclaration d'indépendance et fondateur de l'American Psychiatric Association, a décrit longuement, en 1812, l'effet bénéfique du jardinage sur ses patients. Aujourd'hui, aux États-Unis, plus de 300 hôpitaux possèdent un jardin.

Ils sont à même de constater que le jardinage est une thérapie naturelle très efficace pour guérir plusieurs problèmes émotifs et physiques.

Il existe également plusieurs associations et regroupements qui œuvrent dans cette voie. Au Maryland, l'American Horticultural Therapy Association compte près de 900 membres.

En juin 1999, une société qui gère une vingtaine de cliniques en Grande-Bretagne et en Écosse a instauré dans une de ses cliniques une forme de jardinage thérapeutique qui, grâce aux travaux horticoles légers et aux odeurs prononcées des plantes, semble porter ses fruits pour les patients atteints de la maladie d'Alzheimer ou de démence. Dans ce domaine, les couleurs douces sont préférées aux couleurs violentes. On y cultive du chèvrefeuille, des roses, de la lavande et du magnolia. Devant ces résultats positifs, l'entreprise envisage maintenant d'étendre cette pratique à l'ensemble de ses cliniques.

Plus près de nous, chaque été, les rendez-vous zen du Jardin botanique de Montréal invitent les gens à venir décrocher de la frénésie du quotidien et à recharger leurs batteries dans le cadre enchanteur du jardin japonais de l'endroit. Cette activité très populaire trouve de plus en plus de preneurs, qui affirment se sentir mieux après quelques heures passées à bénéficier de cet environnement exotique.

Récemment, un programme pancanadien de jardinage faunique a été mis sur pied par la Fédération canadienne de la faune (FCF). Ce projet, nommé *Les jardins des années d'or,* veut inciter les aînés à prendre pelles et râteaux afin de conserver la bonne forme et de soutenir la faune en jardinant. Ce programme, d'une formule simple, invite les personnes âgées de plus de 50 ans à se regrouper pour créer un jardin ou aménager un espace vert. Ces travaux peuvent s'effectuer sur des lieux publics, des jardins communautaires ou sur les terrains de résidences pour personnes retraitées. Les critères de participation visent à privilégier des aménagements qui fournissent aux espèces sauvages des conditions favorables à leur croissance et à leur propagation. La FCF prévoit poursuivre ce projet, qui vise à préserver un équilibre sain pour la santé des gens et de la planète.

Il n'y a donc pas que par la contemplation que le jardinage puisse être bénéfique. Cette occupation, qui requiert de nombreux mouvements et opérations, peut être considérée comme une activité physique modérée parfaitement adaptée pour soulager les symptômes de l'anxiété et les tensions de la vie quotidienne. Selon l'enquête nationale sur la santé de la population (ENSP) produite par Statistique Canada (1996-1997), l'exercice modéré peut être aussi profitable, sinon plus, que l'exercice intense, particulièrement sur les plans cardiaque et émotionnel.

L'activité physique comme moyen de prévenir l'anxiété et la dépression a des effets positifs variés. Selon certains spécialistes, l'exercice provoque une variation de la concentration des monoamines (norépinéphrine, dopamine et sérotonine) et des hormones endorphines (opiacés endogènes) au niveau des neurorécepteurs qui pourrait avoir un effet positif sur les humeurs.

L'activité aide également à éliminer les hormones produites par les stress qui sont toujours présentes dans le sang, et ce, même quelques heures après que l'événement stresseur a eu lieu. Il a aussi été prouvé que, sur une période de deux années, l'incidence de la maladie cardiaque diminue quand l'activité physique modérée augmente. De plus, les personnes qui se livrent à une activité physique modérée courent moins de risques de blessures que celles qui pratiquent un exercice intense. Il faut faire de l'exercice une journée sur trois pour que l'on considère cette activité comme régulière. Alors, pourquoi pas en jardinant ?

Il existe également des avantages psychologiques à cette forme d'activité.

Très populaire, le jardinage permet de tisser des liens avec les nombreux amateurs en herbe, toujours à la recherche de trucs ou de nouveautés.

Il peut aussi donner un sentiment accru de maîtrise de soi et d'efficacité.

Cet art cultive également la patience et l'appréciation de la nature par l'observation et la contemplation, qui apportent un sentiment de quiétude très bénéfique. De plus, le fait d'être « au grand air » purifie le métabolisme et facilite le sommeil le soir venu.

Le jardinage thérapeutique est un complément, un « bonus », qui s'intègre parfaitement et naturellement à la phytothérapie.

Chapitre 4

La phytothérapie

> *« L'un t'éclaire avec son ardeur*
> *L'autre en toi met son deuil, nature !*
> *Ce qui dit à l'un : sépulture !*
> *Dit à l'autre : vie et splendeur ! »*
>
> Charles Baudelaire

Un bref historique

Les archives concernant l'utilisation des plantes médicinales remontent à l'aube des temps. La pharmacopée chinoise est assurément la plus ancienne des références en ce domaine. Un des premiers répertoires de plantes médicinales, le *Pen Tsao,* fut écrit 4 000 ans avant Jésus-Christ. L'ancienne Chine, tout comme l'ancienne Égypte, construisait des temples-jardins dédiés à la culture de plantes médicinales, de fruits et de légumes. L'ancienne Égypte disposait aussi d'un répertoire de plantes médicinales impressionnant. Une grande partie des jardins suspendus de Babylone étaient consacrés à la culture de plantes médicinales. Les Assyriens avaient aussi des jardins médicinaux 2 000 ans avant Jésus-Christ.

En Occident, le traité *Corpus Hippocratum,* tenu pour l'un des premiers écrits répertoriés consacrés au traitement des maladies par les végétaux, date de près de 400 ans avant Jésus-Christ et est imputable à nul autre que Hippocrate, considéré comme le père de la médecine et qui est à l'origine du serment que prêtent les médecins encore de nos jours.

Un des premiers jardins occidentaux dédiés à cette culture et à la formation des médecins fut le jardin d'Aristote, construit 350 ans avant notre ère. Pline l'Ancien, naturaliste et écrivain latin, qui vécut de 23 à 79 après Jésus-Christ, a également créé une vaste compilation scientifique de 37 volumes intitulée *Histoire naturelle.*

Pedanios Dioscoride, botaniste et médecin grec, qui a servi comme chirurgien dans l'armée romaine en 78, a écrit le *Materia Medica,* un traité sur les thérapies médicales des plantes. Sa documentation sur plus de 500 plantes et leurs effets médicaux est devenue alors la référence sur le sujet et n'a été améliorée qu'à l'époque de la Renaissance, soit 1 500 ans plus tard. Claude Galien, médecin grec (131-201), fut le premier à décrire l'anatomie du corps humain. Ses découvertes ont marqué la pensée médicale durant les 10 siècles qui ont suivi.

La première boutique apothicaire « enregistrée » ouvrit ses portes à Bagdad au IXe siècle. Le roi aztèque Nézahualpilli fit construire en 1500 un jardin de plantes qui contenait des centaines d'espèces provenant de tous les endroits imaginables. Ce jardin, situé sur le flanc d'une colline qui surplombe maintenant la ville de Mexico, servait également de lieu pour la culture des plantes « sacrées » et des plantes utilisées lors des nombreuses opérations médicales que ce peuple avait mises au point.

Le premier jardin botanique européen fut conçu à Pise, en Italie, en 1543. Vers cette époque, un Suisse nommé Paracelse établit une nouvelle théorie quant à l'utilisation des plantes en médecine. Selon lui, l'apparence d'une plante était indicatrice de ses propriétés. Son approche, nommée doctrine des Signatures, affirmait que la ressemblance d'une plante avec les organes vitaux déterminait le choix de ce végétal pour traiter les maladies pouvant attaquer cet organe. Cette philosophie a été largement adoptée, et son apprentissage a été obligatoire dans les études de médecine pendant de nombreuses années. À compter de cette date et durant les XVIe et XVIIe siècles, tous les jardins botaniques qui virent le jour ont été consacrés à l'étude des plantes médicinales et à la formation des médecins de l'époque.

Au début des années 1600, un anglais nommé Nicolas Culpeper a causé une véritable révolution dans le monde médical en produisant le premier livre sur les plantes rédigé dans un anglais simple et accessible à tous, au lieu du latin utilisé jusqu'à ce jour. Ce livre connut un immense succès auprès de la population. De fait, ce guide est toujours publié de nos jours sous le nom de *Culpeper's Herbal* et est distribué dans les grandes chaînes à côté des nouveautés. La première édition du *Pharmacopedia Londonensis* parut en 1618. Un autre livre publié en ce siècle a traversé l'épreuve du temps et se trouve encore chez nos libraires aujourd'hui. Il s'agit du *Theatre of Plants* écrit par le botaniste John Parkinson.

Ce n'est qu'au XVIIIe siècle, avec l'avènement des médicaments de synthèse, que l'intérêt pour la médecine herboriste s'est effacé devant l'attrait du progrès. Les jardins botaniques devinrent des endroits d'exposition des collections de nombreuses variétés de plantes pour le plaisir et l'éducation du grand public.

C'est vers la fin des années 1950 et au début des années 1960 que de nouvelles recherches ont stimulé de nouveau l'attention pour cette médecine.

Le pouvoir des plantes

Au cours de ses premiers siècles d'existence, l'humanité n'avait que quelques rituels et plantes pour chasser les « démons » de la maladie et de la mort. Aujourd'hui, si vous lisez ce livre, c'est qu'une plante a soigné un de vos très lointains ancêtres.

Depuis les temps anciens, le pouvoir des plantes a guéri l'homme et sa fiancée. Il a également influencé son évolution de bien des façons. Le pavot oriental, d'abord prisé par les peuples d'Extrême-Orient pour ses propriétés sédatives et analgésiques, fut interdit à la suite des dommages sociaux que son dérivé, l'opium, avait causés. Dix siècles plus tard, l'imposition d'un marché de l'opium en territoire chinois par les Britanniques affecta grandement le développement de cette société. Par contre, cela a brisé l'isolement complet dans lequel la civilisation chinoise avait évolué.

Le fait français en Amérique du Nord ne serait peut-être pas tel qu'il est aujourd'hui si un chaman huron du nom de Domagaya n'avait pu soigner les membres de l'équipage de Jacques Cartier atteints du scorbut, lors de leur deuxième voyage dans le Nouveau Monde dans le cadre d'une « course aux épices » contre les Espagnols et les Portugais.

Le cèdre blanc *(Thuya occidentalis)*, dont les feuilles et les rameaux servirent à la guérison de ceux qui tracèrent les premières cartes de ce pays et qui instaurèrent le commerce de la fourrure, n'est maintenant et pour plusieurs qu'un simple conifère très utilisé en horticulture ornementale, principalement pour la confection de haies.

Les plantes psychotropes (qui ont des propriétés psychoactives) ont aussi influencé plusieurs religions. L'état modifié d'esprit dans lequel ces plantes plongeaient celui qui les consommait a inspiré la conception de mythologies et de cultes, dont certains ont toujours des répercussions sur la société d'aujourd'hui. Le peyotl (cactus du Nord mexicain), les psylocybines (champignons nord-américains) et le datura *(Datura stramonium)*, considérés comme la nourriture des dieux, étaient intégrés lors de rituels par les prêtres incas, mayas et aztèques, qui représentaient la plus haute autorité de ces peuples. Ils utilisaient ces plantes pour communiquer avec leurs dieux. Les visions ainsi inspirées étaient souvent déterminantes dans l'évolution sociale complexe de ces civilisations, aujourd'hui disparues.

Toutefois, le pouvoir des plantes peut prendre parfois des formes indicibles.

En 1984, un chercheur de Harvard, Wade Davis, a isolé un ingrédient actif de source végétale dans une mixture haïtienne concoctée par un « bocor » (prêtre vaudou) qui transformait les gens en zombies. Cet ingrédient, la tétrotoxine, est un neurotoxique extrêmement puissant qui paralyse et réduit à un tel point les fonctions vitales que la victime présente tous les symptômes de la mort. La victime conserve cependant toutes ses capacités intellectuelles. Ces effets sont éphémères. L'état de zombies dans lequel ces victimes se trouvaient ensuite était attribuable au traumatisme de se voir enterrées vivantes et à la toxicité du produit.

En raison de leurs propriétés à modifier l'état de conscience chez l'homme, la plupart des plantes psychotropes sont considérées comme des drogues.

Il existe toutefois d'autres variétés de ces plantes qui peuvent être très utiles pour soulager les symptômes de l'anxiété. Tout dépend de leur sécurité.

Les plantes et la sécurité

La nature a participé à notre évolution et à notre histoire. C'est peut-être pourquoi la plupart des gens croient, à tort, que si un produit est de source naturelle, il ne comporte aucun risque. On oublie trop facilement que de nombreux poisons proviennent directement de plantes qui sont toxiques ou vénéneuses.

Par exemple, la strychnine est un alcaloïde toxique très puissant qui est extrait d'une noix. Seulement 50 mg suffisent pour entraîner la mort d'un être humain adulte. La muscade, une autre noix bien connue pour son utilisation culinaire, est également très toxique. Il ne suffit que de deux noix de muscade pour tuer une personne de forte constitution.

Le datura, qui se vend maintenant comme plante ornementale, contient lui aussi des alcaloïdes puissants. L'atropine est un antispasmodique efficace et la scopolamine est utilisée comme hypnotique ; à haute dose, c'est un poison foudroyant. Le datura est toujours utilisé à des fins initiatiques en Afrique et comme sédatif en phytothérapie.

Des plantes d'intérieur très répandues, dont le cerisier de Jérusalem, comportent aussi des dangers d'intoxication. Les petits fruits de ce type de cerisier, qui ressemblent à des oranges miniatures, peuvent causer des gastrites aiguës, des brûlures aux muqueuses et peuvent même modifier le rythme cardiaque. Près de 1 500 cas d'empoisonnement causés par des plantes d'intérieur sont rapportés chaque année par le centre antipoison du Québec. Plusieurs sont reliés au cerisier de Jérusalem, principalement parce que les enfants en bas âge sont attirés par ce petit fruit attrayant. Et voilà, un stress de plus pour les parents !

En ce qui concerne les plantes médicinales, leur utilisation rationnelle ne comporte que des risques infimes. L'époque où les chamans devaient s'empoisonner plusieurs fois (lorsque ce n'était pas leurs patients qui servaient de cobaye), avant de découvrir une plante aux propriétés bénéfiques, est heureusement révolue. De nos jours, les recherches cliniques et les lois, qui permettent et régissent la diffusion de ces produits, s'améliorent constamment et assurent une sécurité accrue.

Toutefois, la qualité douteuse et la provenance incertaine de plusieurs produits causent parfois des problèmes. En septembre 1997, le *New England Journal of Medicine* rapportait de nombreux cas d'intoxications et de malaises reliés à la consommation d'herbes médicinales. Des cas d'empoisonnement au plomb, d'impotence, de rythmes cardiaques modifiés, de nausées et d'autres effets secondaires ont été documentés dans cet article. Dans la plupart des cas, il s'agissait de produits contaminés par une source extérieure. L'article cite l'exemple d'une femme qui a subi des modifications critiques du rythme cardiaque après avoir pris un laxatif composé de 14 variétés de plantes. Après l'analyse du produit qu'elle avait consommé, on a établi qu'un des ingrédients, le plantain, avait été contaminé avec de la digitale (*Digitalis purpurea*), une plante hautement toxique et qu'on trouve, malgré ce fait, dans nos plates-bandes.

Du côté des bonnes nouvelles, un article publié par le *Journal of the American Medical Association* rapportait des statistiques plutôt rassurantes pour les amateurs d'herboristerie : en 1997, on a recensé 400 000 décès reliés à l'usage de la cigarette, 100 000 à l'utilisation de drogues pharmaceutiques et une seule mortalité reliée aux plantes médicinales.

Drogues ou suppléments ?

Au Canada, bien que certaines compagnies parlent de produits pharmaceutiques vendus sans ordonnance, les plantes médicinales sont distribuées en tant que suppléments alimentaires. Durant les dernières années, dans l'ensemble du pays, le marché des médecines herboristes a généré des revenus annuels estimés à 2 milliards de dollars. Le ministère fédéral (Santé Canada) qui réglemente les médicaments considère les produits d'herboristerie d'allégeance thérapeutique comme des drogues.

Une révision complète des lois qui régissent cette industrie est en cours depuis avril 1999. Le ministère a procédé alors à la création d'un bureau dont la responsabilité consiste à réglementer la mise en marché des herbes médicinales. Une des raisons majeures de cette démarche est la profusion de produits non homologués qui sont vendus librement, et ce, sans aucune garantie de leur sécurité ni de leur efficacité. Les manufacturiers sont obligés, depuis juin 1999, de prouver scientifiquement la sécurité de leurs produits et d'afficher la liste complète des ingrédients sur l'emballage. Ce qui ne veut pas dire que, depuis cette date, tous les produits sur les étalages soient sécuritaires !

En effet, cette loi permet un délai dans son application, principalement pour accorder aux producteurs le temps nécessaire pour effectuer l'étude scientifique devenue incontournable. Le fabricant devra faire approuver l'ensemble de son procédé de fabrication par la Direction générale de la protection de la santé pour obtenir un numéro d'identification (DIN : *Drug Identification Number*) si son produit est d'allégeance thérapeutique.

Pour être approuvé officiellement comme médicament, une substance contrôlée doit d'abord passer par de longues et laborieuses recherches avant d'aboutir à des résultats satisfaisants. Afin de déterminer les effets curatifs et la toxicité d'un produit, celui-ci est testé sur de nombreux sujets durant une période donnée. Plus le nombre de sujets est grand et la période d'essai longue, plus les résultats sont crédibles.

Afin de ne pas vider les étalages des magasins, la plupart des compagnies ont choisi de retirer leurs produits un à la fois. Avec la quantité de produits qu'il y a sur le marché, plusieurs années seront nécessaires avant qu'ils soient tous homologués. Au cours de mes recherches (juillet 1999) chez un fabricant qui distribue ses produits dans ses propres magasins, on m'a affirmé qu'on estimait à entre six et huit mois la période nécessaire afin de déterminer la sécurité d'un produit. En octobre 1999, plusieurs boutiques n'avaient toujours pas retiré de produits pour les faire approuver.

J'ai aussi constaté dans plusieurs établissements que bon nombre de produits sur le marché ne satisfaisaient pas aux normes les plus élémentaires de production et d'information.

Par exemple, l'étiquette d'une bouteille de teinture de millepertuis, de production artisanale, n'indiquait que le mode de fabrication et le taux d'alcool de grain utilisé à cette fin. Aucune mention du taux des ingrédients actifs ne garantissait leur présence. Le ratio de solvant utilisé pour l'extraction n'était pas présent. Un autre produit, pourtant approuvé par un DIN, ne faisait pas état non plus de la concentration des ingrédients actifs ni du ratio d'extraction. Leur potentiel thérapeutique était donc *teinté* d'incertitude...

Au Québec, près de 450 plantes sont utilisées en phytothérapie, mais seulement une très faible proportion d'entre elles sont approuvées par un DIN. Ce numéro d'identification est un des indices de la qualité du produit ; il vous assure que vous achetez bien des extraits de la plante en question et non pas du gazon en poudre ! En plus d'assurer des critères de fabrication élevés, cette identification comprend aussi certaines indications sur l'étiquette.

Si un traitement herboriste n'est pas accompagné d'un DIN, il sera distribué comme supplément alimentaire. Cette autre catégorie de produits, réglementée par l'Agence canadienne de l'inspection des aliments, n'est pas souscrite aux mêmes réglementations et peut donc être distribuée plus librement. Certaines restrictions s'appliquent quand même en ce qui concerne la promotion de ces produits. La restriction principale interdit aux manufacturiers d'affirmer qu'une formule d'herbes naturelles peut servir à guérir une maladie. En Amérique du Nord, les législations actuellement en vigueur permettent aux manufacturiers de fournir uniquement des informations sur la façon dont les herbes médicinales affectent les fonctions et la structure du corps.

Le stress, l'anxiété, la fatigue, les maux de tête et l'insomnie sont considérés comme des conditions de vie plutôt que comme des maladies. Il est donc permis de louer les mérites curatifs d'une herbe s'ils s'appliquent à soulager ces conditions.

Il existe d'autres catégories de produits qui ne sont pas réglementées comme les médicaments et qui utilisent les plantes médicinales. Certaines d'entre elles, je vous l'avoue, me laissent perplexe.

Comme je l'ai mentionné précédemment, le marché des plantes médicinales génère au Canada des revenus très substantiels. Aux États-Unis, selon le *Nutritional Business Journal,* le marché des suppléments naturels a atteint, en 1998, le chiffre mirobolant de 12 milliards de dollars, ce qui représente une augmentation de 200 % au cours des cinq années précédentes. Cela peut inciter des entreprises à profiter de l'engouement pour ces plantes. On trouve parfois des produits de consommation qui frôlent la représentation mensongère. En marketing, tous les moyens sont bons pour vendre un produit.

Récemment, j'ai trouvé, sur les étalages d'une grande pharmacie, un shampooing hydratant pour cheveux qui proclamait sur l'étiquette contenir de l'aloès et de l'échinacée. L'échinacée est prisée pour ses propriétés antibiotiques et je ne comprends pas pourquoi quelqu'un voudrait traiter ses cheveux aux antibiotiques, même s'ils sont de source naturelle ! De plus, comme pour la plupart des produits sur le marché canadien, l'échinacée utilisée était la variété *E. angustifolia,* alors que les études allemandes ont démontré que la variété *E. purpurea* est celle qui contient la plus haute teneur en ingrédients actifs.

On comprend l'importance que revêtent les informations qui doivent être accessibles sur tous les produits en vente.

Chamans ou médecins ?

Contrairement aux naturopathes et aux homéopathes qui utilisent également des minéraux et des vitamines, les phytothérapeutes et les herboristes centrent leurs champs d'action sur les propriétés médicinales des plantes et des herbes.

Le statut des phytothérapeutes varie énormément d'un pays à l'autre. En Allemagne, les praticiens alternatifs qualifiés ont le même statut que les praticiens de médecine traditionnelle. En France, les phytothérapeutes sont des médecins qui ont obtenu une accréditation officielle après quatre années d'études spécialisées en faculté à la suite de leurs études en médecine. Au Japon, l'herboristerie est entièrement intégrée au système de santé de l'État. La réglementation américaine, plutôt anarchique, est actuellement en restructuration majeure. En Chine, tous les hôpitaux sont assortis d'un jardin de plantes médicinales.

Au Canada, il est illégal pour un phytothérapeute de prononcer un diagnostic. La tâche du phytothérapeute consiste donc à vous conseiller sur le choix des plantes qui soulageront les symptômes diagnostiqués préalablement par un médecin. Il existe des associations de phytothérapeutes et d'écoles spécialisées qui prônent une normalisation des lois en vue d'établir la place de cette industrie dans notre système de santé.

Les associations exigent que, pour s'identifier en tant que phytothérapeute, il faille préalablement suivre une formation spécialisée de 185 heures, à laquelle s'ajoutent annuellement un perfectionnement obligatoire de 15 heures et des cours optionnels. Les phytothérapeutes sont régis par un code de déontologie et doivent souscrire à une assurance professionnelle. La formation offerte dans ces écoles spécialisées n'est toutefois pas accréditée par le ministère de l'Éducation du Québec et n'est pas reconnue au fédéral par Santé Canada.

Par ailleurs, les chaînes de boutiques spécialisées prodiguent une formation à leurs employés qui, dans certains cas, est passée de 60... à 30 heures au cours des dernières années. Cette formation est axée principalement sur les produits en vente ; elle fournit des notions de base sur l'anatomie et le service à la clientèle. En aucun cas, il n'est permis à ces employés d'établir un diagnostic.

Les ingrédients actifs

La détermination active des ingrédients par chromatographie a permis de déterminer plusieurs éléments chimiques actifs des plantes. Certains ingrédients actifs sont communs à plusieurs espèces. Parmi ces éléments de base, voici les plus communément retrouvés dans la constitution des plantes médicinales :

- les flavonoïdes ;
- les coumarines ;
- les quinones ;
- les huiles essentielles.

Les **flavonoïdes** font partie des éléments les plus communs dans la composition chimique des plantes dont les feuilles, les fleurs et les fruits sont colorés de jaune. Les flavonols sont particulièrement utiles pour les problèmes de circulation sanguine ; ils sont reconnus pour abaisser la pression. La plus haute concentration de ces composés se trouve dans les fleurs.

Des propriétés sédatives sont attribuées au biflavone, tout comme à l'amentoflavone, qui agit aussi comme anti-inflammatoire et inhibiteur du développement d'ulcères. La proanthocyanidine effectue les actions antivirales et antibiotiques. Elle est aussi très efficace comme antioxydant et relaxant cardiovasculaire. Une régulation des taux de certains neurotransmetteurs est attribuée à la quercitine.

Les xanthones forment un sous-groupe des flavonoïdes. Situés dans les fleurs, ils sont responsables de l'arôme et de la pigmentation de celles-ci. Connus pour leurs actions anti-inflammatoires, antiseptiques, antispasmodiques et diurétiques, ils sont également considérés comme un excellent tonique pour le système circulatoire. Les recherches des dernières années ont permis de découvrir de nouvelles propriétés antibiotiques, antivirales et antidépresseurs.

Les **coumarines** forment un sous-groupe de composés chimiques dont les plus grandes concentrations se trouvent dans les feuilles et les fleurs. Ils sont responsables des propriétés aromatiques d'une plante. On trouve ces composés sous des formes dérivées dans la plupart des plantes. L'odeur dégagée par la coupe d'une pelouse en est un exemple. L'umbelliférone et la scopolamine sont eux aussi des dérivés. Les coumarines sont traditionnellement utilisées pour leurs actions antibiotiques et antifongiques ainsi que pour leurs propriétés anti-inflammatoires.

Les **quinones** sont une des classes de composants chimiques qui constituent la structure moléculaire de la plante. Certaines quinones ont fonction d'enzymes ou de vitamines, d'autres servent de récepteurs d'hydrogène. Les quinones sont traditionnellement reconnues pour leurs actions antibiotiques, anti-inflammatoires, antiseptiques et analgésiques.

Les **huiles essentielles** sont depuis longtemps utilisées pour leurs actions sédatives et leurs effets bénéfiques sur l'humeur et la digestion. La médecine traditionnelle chinoise estime leur capacité à stimuler la transpiration et à réduire la fièvre. Deux groupes chimiques sont présents dans les essences de plusieurs plantes : les monoterpènes et les séquiterpènes. Les plus récentes études ont confirmé les effets sédatifs et fongicides de ces composés.

Certaines plantes contiennent de l'acide gamma-aminobutyrique qui agit comme un neurotransmetteur, en concentrant son action sédative dans le système nerveux central. Plusieurs plantes contiennent aussi un composé œstrogénique, le bêta-sitostérol, qui a un rôle important dans le traitement des symptômes de la ménopause et des douleurs menstruelles. Il y a aussi les tanins qui ont des propriétés anti-inflammatoires.

Plusieurs plantes possèdent des ingrédients actifs, comme les alcaloïdes, qui ont des propriétés très spécialisées dans leur mécanisme de fonctionnement. Leur action spécifique sur les fonctions hormonales de l'organisme, confirmée par les nouvelles technologies, permet une utilisation rationnelle.

Une fois que le choix de la plante est déterminé, il reste à trouver la forme de consommation qui garantira de bons résultats.

La commission E

Depuis près de 30 ans, l'Allemagne est le chef de file dans la recherche et l'utilisation des plantes médicinales. Près de 80 % des médecins allemands prescrivent des plantes médicinales à leurs patients depuis plusieurs années déjà. En fait, presque toutes les recherches qui ont établi scientifiquement l'efficacité de ces plantes proviennent de ce pays. Les critères de qualité élevés des produits herboristes allemands en font une référence dans le monde entier.

La commission E est un comité scientifique spécial du service fédéral de la santé allemand (*bundesgesundheitsamt*), l'équivalent de la FDA (Federal Drug Administration) américaine et de Santé Canada. Cette commission a pour tâche de réviser les études pharmaceutiques (*in vivo* et *in vitro*), les essais cliniques sur l'homme, les pratiques médicales et les contrôles de qualité de la culture et de la fabrication des produits herboristes.

Depuis 1978, la commission E a compilé et publié, sous la forme de 410 monographies, les résultats d'études sur plus de 324 plantes et combinaisons d'herbes médicinales. Ces monographies, qui contiennent une description de l'efficacité, des effets secondaires, des contre-indications et des dosages recommandés, sont considérées comme formant un des meilleurs *compendium* scientifiques sur les plantes médicinales dans le monde. Ces résultats sont appelés à devenir les normes de standardisation à l'échelle mondiale.

Aux États-Unis, une importante coalition, qui regroupe des organismes tels que l'American Herbal Products Association, le European-American Phytomedicines Coalition et le National Nutritional Foods Association, fait des pressions constantes sur le gouvernement afin qu'il adopte les critères allemands pour établir les normes du marché américain.

Au Canada, la recherche clinique est financée principalement par l'industrie pharmaceutique. Il y a peu de recherches indépendantes, même en médecine traditionnelle. C'est donc dire qu'il n'y a pas ou qu'il y a très peu de recherches sur les plantes médicinales si on exclut quelques rares études universitaires. De plus, les recherches qui seront produites par les fabricants, selon la nouvelle loi, porteront principalement sur la sécurité des produits, ce qui ne garantira point leur efficacité. Il serait probablement sage que nous adoptions, nous aussi, les critères allemands ; cela nous éviterait également l'attente de longues et coûteuses recherches.

La plupart des études cliniques sur l'efficacité et la sécurité des produits herboristes qui font référence aujourd'hui sont faites à l'aide des médicaments standardisés allemands. Dans le cas du millepertuis, par exemple, il s'agissait du médicament Jarsin 300 ; pour les recherches sur le kava, on a utilisé l'extrait standardisé nommé WS 1490 ou Laitan.

Les extraits standardisés

Les plantes médicinales sont offertes dans plusieurs formats. De nos jours, on peut trouver des extraits liquides en ampoule ou en teinture, des comprimés ou des tablettes, de la poudre en gélule, des crèmes et des lotions dans des boutiques spécialisées, en pharmacie et même dans les magasins à rayons. Il est également possible de se procurer de l'herbe en vrac à certains endroits.

Les extraits standardisés contiennent l'ensemble des éléments actifs de la plante. Toutefois, seulement la présence d'un de ces éléments est assurée en quantité vérifiable. Dans le cas du millepertuis, par exemple, il s'agit de l'hypéricine, qui doit être présente à un taux de 0,3 %. Ce pourcentage permet d'assumer que l'ensemble des ingrédients actifs est présent. Malheureusement, plusieurs produits sur le marché n'offrent aucune information à ce sujet, ou bien ils sont à une concentration inférieure.

L'extrait allemand qui a servi pour les recherches sur le kava est standardisé à 70 % de kavalactones (70 mg de kavalactones dans un comprimé de 100 mg). Au Canada, le kava est standardisé à 30 % de kavalactones. Un comprimé de 100 mg contient donc 30 mg de kavalactones (100 × 0,30). Un comprimé de 150 mg contiendra 45 mg de kavalactones. Il faut donc considérer la quantité de comprimés nécessaires pour obtenir la dose recommandée par les résultats des études cliniques.

Pour obtenir la standardisation appropriée, les fabricants doivent soit concentrer la teneur de l'ingrédient actif lorsqu'elle est trop faible, soit la diluer si elle est trop forte. La température, l'ensoleillement, l'humidité, l'arrosage, la structure du sol et son degré d'acidité, l'altitude, la qualité de l'eau et l'âge de la plante sont tous des facteurs qui influencent la présence des ingrédients actifs. Des tests doivent donc être effectués sur chaque récolte avant la vente. On vérifiera la quantité d'un des ingrédients qui servira de marqueur afin d'établir la présence des autres éléments.

Il existe plusieurs avantages à utiliser un extrait qui contient l'ensemble des ingrédients actifs de la plante. Certaines associations entre ces ingrédients vont contribuer à diminuer les effets secondaires. Sans ces « adoucisseurs » naturels, l'organisme risque plus d'être déstabilisé. Les qualités thérapeutiques varient beaucoup d'une forme à l'autre. L'utilisation d'une forme particulière peut être recommandée pour un traitement spécifique. D'autres critères comme la disponibilité, la facilité de consommation et la durée de vie du produit sont des facteurs à considérer lors de l'achat.

Les **extraits liquides** sont privilégiés par les herboristes, car ils contiennent l'ensemble des ingrédients actifs et ils préservent mieux leurs propriétés thérapeutiques. Leur haut degré de concentration permet une consommation en plus petites quantités, réduisant ainsi le risque d'effets secondaires.

L'utilisation de cette forme comporte également plusieurs avantages : elle permet une plus grande vitesse d'assimilation par l'organisme en atteignant le système circulatoire plus facilement. Ses effets sont donc ressentis plus rapidement. Elle est également plus facile à consommer : il est plus aisé de modifier le dosage par le nombre de gouttes. Elle peut être administrée en gouttes sur ou sous la langue et elle se dilue instantanément dans un verre d'eau de source ou dans un thé d'herbes sans perdre son potentiel. Elle est plus économique à long terme. Paradoxalement, son coût initial est parmi les désavantages de cette formule. Autres inconvénients : l'odeur et le goût sont plus prononcés que les comprimés ou les capsules. Si les ratios utilisés pour l'extraction à l'aide de l'alcool sont de 1/1 sur l'étiquette, cette mention signifie que la quantité d'herbes utilisée est égale à la quantité de solvant : 1 oz (28 g) d'herbes pour 1 oz de solvant. Un extrait dont le ratio est de 1 partie pour 5 est beaucoup plus dilué et exige de plus grandes quantités. Le potentiel thérapeutique des extraits liquides varie énormément d'une marque à l'autre. La consommation recommandée peut fluctuer entre 30 et 200 gouttes par jour, selon les produits et le ratio des solvants utilisés pour leur fabrication. Les extraits liquides contiennent généralement 35,2 oz (1 kg) d'herbes pour 4 tasses (1 litre) de liquide. Leur taux d'alcool varie entre 12 % et 30 %.

Les **teintures** sont souvent confondues avec les extraits liquides, mais elles sont de 5 à 10 fois moins concentrées que ces derniers. Elles ne contiennent que 3,6 oz (102 g) d'herbes pour 4 tasses (1 litre) de liquide, et leur taux d'alcool varie entre 50 % et 80 %.

Les **capsules** contiennent l'ensemble des composés chimiques de l'herbe, ce qui nous assure de profiter de l'effet complet de celle-ci. Un autre avantage est qu'elles permettent de masquer complètement le goût de la plante. Les capsules sont faciles à obtenir; elles sont moins coûteuses que les extraits liquides et ne contiennent pas d'alcool. Elles sont toutefois difficiles à avaler à cause de leur dimension. Le plus grand désavantage des capsules est qu'elles ne conservent pas leurs propriétés thérapeutiques très longtemps : de 3 à 12 mois, selon la provenance et l'entreposage.

Les **comprimés** sont faciles à consommer et ils ne contiennent pas d'alcool. Ils renferment tous les ingrédients de la plante et en préservent les propriétés plus longtemps que les capsules. La qualité des comprimés est égale à celle des plantes utilisées. La fabrication des comprimés est complexe et nécessite plusieurs manipulations. Toutes les parties de la plante sont séchées et broyées. La poudre obtenue est collée à l'aide d'un fixatif et additionnée d'un agent à base d'eau pour une meilleure dissolution dans l'organisme. Le comprimé est ensuite enveloppé d'une couche lubrifiante qui le rend plus facile à avaler.

Les **huiles essentielles** servent principalement pour un usage externe. De petites quantités appliquées comme un baume soulagent les brûlures, les entorses, les petites coupures et les ecchymoses. Certaines personnes affirment qu'une très petite quantité peut également soulager les problèmes de digestion.

Les **crèmes** sont fabriquées à l'aide d'un solvant de moindre qualité ; elles ne sont que d'usage topique.

Les contre-indications

Première règle d'or : ne jamais établir soi-même un diagnostic sur sa santé; il ne faut pas négliger de consulter un professionnel de la santé. Parfois, certains symptômes peuvent masquer le début d'une autre maladie. Il peut même être utile de recourir à une seconde opinion dans certains cas.

Les conditions de santé peuvent affecter l'efficacité d'une thérapie. Lorsque quelqu'un est atteint d'une maladie spécifique comme des troubles chroniques du cœur, du foie ou des reins, les mécanismes de défense du corps sont compromis et, souvent, l'organisme ne peut métaboliser les médicaments adéquatement. Cela s'applique aussi pour les médecines herboristes.

De plus, les gens qui souffrent des conditions mentionnées précédemment sont plus susceptibles de présenter des effets secondaires induits par certaines plantes. Il est important de bien se documenter sur la plante ou le produit que l'on consommera et d'en parler avec son médecin avant d'entreprendre quelque traitement que ce soit.

Bien que l'utilisation de plantes médicinales comporte de faibles risques d'effets nocifs, certaines personnes peuvent avoir des réactions allergiques comme envers tout autre produit. La prise de doses élevées (ou maximales) doit être évitée en début de traitement même si des études ont prouvé la sécurité de telles doses. Il sera bon d'observer les effets en augmentant graduellement la dose.

Par ailleurs, l'utilisation des plantes médicinales est carrément déconseillée dans certaines situations :

- Si vous êtes enceinte ou si vous allaitez. Il y a eu très peu d'études sur des femmes en gestation ; il est donc impossible d'affirmer que la phytothérapie est sans danger dans cette condition ;
- Si le patient est âgé de 12 ans ou moins. Les jeunes sont plus sensibles aux effets des médicaments de synthèse ou naturels. L'utilisation de plantes ne doit se faire que si la formule le permet ;
- Si vous éprouvez une dépendance à la drogue. Les drogues dures comme la cocaïne, les amphétamines et l'héroïne contiennent des alcaloïdes puissants qui influent sur le fonctionnement normal du cerveau. La cocaïne inhibe les

mécanismes d'acheminement de la dopamine au cerveau en supplantant l'action de cette hormone, qui est rapidement métabolisée par l'organisme. Si ces mécanismes sont trop longtemps inhibés, leur fonctionnement sera affecté et le rééquilibre du taux de dopamine nécessaire aux fonctions normales sera hypothéqué. C'est pourquoi le sevrage de cette drogue est souvent accompagné de dépression pouvant aller jusqu'à la psychose. Aucune étude sur les conséquences d'une synergie entre ces drogues et les ingrédients actifs de plantes médicinales n'est disponible. Il est donc possible de prévoir un potentiel de danger indéterminé ;

- Si vous prenez déjà un antidépresseur classique. Avec ce type de médicaments, plus particulièrement avec un médicament comme Prozac, une interaction potentiellement dangereuse risque de se produire entre les substances, ce qui occasionnerait une grande anxiété.

Les manufacturiers recommandent aux médecins de prescrire une période tampon d'au moins six semaines entre la prise de différents traitements, afin de permettre à l'organisme d'éliminer complètement toutes traces du produit précédemment utilisé.

Une chose est certaine, les effets secondaires ou indésirables des plantes médicinales, s'ils surgissent, sont généralement beaucoup plus faibles et moins dommageables que ceux des médicaments de synthèse.

Une bonne approche

L'efficacité des plantes médicinales est confirmée par un nombre d'études sans cesse grandissant. Toutefois, cette efficacité dépend en grande partie de notre façon d'utiliser ces plantes.

Tout comme les médicaments de synthèse, les plantes ont un degré d'action variable. Certaines d'entre elles ont un effet plutôt doux et discret qui sera utile pour soulager des conditions passagères et de faible intensité; d'autres ont une action prononcée qui, bien appliquée, conviendra parfaitement aux symptômes plus sérieux.

Afin de ne pas reproduire la même erreur qu'avec les antibiotiques de synthèse, l'utilisation des plantes se doit d'être rationnelle. Tout comme il est inutile de prendre une masse de 5 kg pour planter un clou, il sera excessif de soulager une légère nervosité à l'aide du millepertuis ou du kava. Les gros canons doivent plutôt constituer une réserve pour les situations où leur plein potentiel sera un critère de guérison.

On doit commencer le traitement avec douceur et n'augmenter la force que s'il n'y a pas de réponse satisfaisante. Il faut aussi mettre toutes les chances de son côté. Outre certaines maladies, une alimentation déséquilibrée peut hypothéquer de beaucoup l'effet des plantes. Une carence en vitamines ou en minéraux peut rendre la métabolisation des ingrédients actifs des plantes difficile, voire impossible. Il est prouvé qu'un apport naturel de vitamine C et de fer peut faciliter l'assimilation des protéines végétales. Les agrumes ou des légumes (comme les épinards et le brocoli) en seront une source appréciée afin de nous permettre de bénéficier pleinement des effets thérapeutiques de ces végétaux.

Il est parfaitement inutile de tenter de se soigner si l'on continue en même temps d'absorber toutes sortes de produits nocifs. Il faut éliminer le plus possible les additifs chimiques que contient trop souvent la nourriture. Plusieurs de ces additifs sont connus pour causer des problèmes. On n'a qu'à penser aux édulcorants de synthèse qui créent de l'hyperactivité chez les enfants.

Les plantes proposées dans le chapitre suivant ont été approuvées par la commission E. Je les ai choisies pour leurs propriétés à soulager ou à prévenir les symptômes de l'anxiété, pour leur sécurité, leur qualité esthétique et parfois pour leur odeur, afin de créer un véritable jardin thérapeutique.

Notez que certaines de ces plantes sont aussi en voie de disparition ce qui, je l'espère, vous motivera doublement à propager leur beauté et leurs bienfaits.

Chapitre 5

Les plantes médicinales

« La médecine traite, la nature guérit. »
Claude Galien

Les plantes qui suivent sont présentées par ordre de force, allant de l'effet le plus doux à l'effet le plus marqué.

La camomille

Il existe plusieurs variétés de camomille, qui ressemblent beaucoup aux petites marguerites lorsqu'elles sont en floraison. Cette plante vivace peut atteindre de 50 à 75 cm de hauteur et est surtout remarquée pour ses boutons floraux jaunes et bombés ainsi que pour leurs pétales qui s'élèvent ou s'abaissent selon l'heure de la journée.

La camomille allemande est nommée *Matricaria recutica;* d'autres livres parlent plutôt de la camomille romaine *(Chamomillia matricaria)* ou bien d'*Anthemis nobilis*. La variété rustique à notre climat est nommée parfois *Matricaria chamomilla*. Quoi qu'il en soit, tous s'entendent pour affirmer que cette plante possède de nombreuses propriétés thérapeutiques.

La camomille est efficace pour apporter un léger effet relaxant et pour calmer les troubles d'estomac causés par l'anxiété. Elle fut aussi longtemps utilisée pour soulager les problèmes menstruels. Les Égyptiens, qui tenaient ses vertus en haute estime, la dédiaient à Râ, le dieu du soleil. Les Romains, qui ont contribué à la propagation de cette plante dans les pays du Nord, la nommaient «plante des docteurs». Les Vikings l'utilisaient pour lustrer leurs cheveux.

Galien fut le premier à confirmer son potentiel pour soulager les maux de tête, la migraine et les névralgies. Dioscoride l'employait comme plante emménagogue (qui favorise le cycle menstruel) et diurétique. Plus tard, Culpeper la recommanda pour provoquer les règles et pour soulager la fièvre, les migraines, la diarrhée et la jaunisse.

La camomille contient une quantité impressionnante d'ingrédients actifs dont les principaux sont le phytostérol, l'inositol, les acides gras oléiques et linoléiques, la choline, l'huile essentielle chamazulène, la coumarine et de nombreux flavonoïdes dont l'apigénine.

Selon des études allemandes faites en 1994, l'apigénine est considérée comme l'ingrédient responsable de propriétés sédatives qui ont une action sur les récepteurs de l'acide gamma-aminobutyrique. Le mécanisme d'action de la camomille inhibe également la sécrétion excessive de sérotonine.

Cette plante, très populaire, est considérée comme étant de faible force et sera fréquemment ajoutée à d'autres plantes dans la fabrication d'infusions ou de produits divers. Très douce, elle peut convenir pour des enfants. Une infusion ne contiendra que 10 % des ingrédients actifs.

La camomille est distribuée sous toutes les formes que permet l'industrie.

Par contre, les extraits liquides seront plus efficaces grâce à leur plus grande concentration ; prenez de 1/4 à 1 c. à thé (de 1 à 5 ml) une heure avant le coucher ou durant la journée. Des extraits standardisés à 1,2 % d'apigénine et à 0,5 % d'huiles essentielles sont offerts sur le marché.

Les huiles essentielles sont beaucoup utilisées en aromathérapie.

La camomille peut être contre-indiquée pour les gens qui souffrent d'allergies ou qui sont sensibles aux pollens, aux chrysanthèmes et à l'herbe à poux. Un seul cas d'allergie grave a été rapporté par le *Journal of Allergy and Clinical Immunology.* Il s'agissait d'un garçon de huit ans qui souffrait de rhume des foins et d'asthme et qui, après avoir ingéré de la camomille, a présenté des symptômes sérieux. Une légère irritation des yeux et un écoulement nasal ont parfois été rapportés par des gens qui ont éprouvé ces inconvénients le lendemain matin de la prise.

La camomille se propage sur les terres battues, les talus et les prairies sauvages. Elle préfère un sol sec et sablonneux et les endroits très ensoleillés. On peut la semer en grande quantité sur une partie de terrain qui n'est pas utilisée ; cela donnera un aspect rustique appréciable.

Il convient de cueillir les boutons floraux tout juste avant qu'ils soient prêts à éclore. Comme il n'y a pas de danger d'interaction avec les ingrédients actifs des autres plantes, on peut donc la combiner à plusieurs recettes où elle donnera un bon goût. La camomille est également un antifongique efficace.

La passiflore

La passiflore (*Passiflora incarnata* ou *Cærulæ passifloræ*) est plus connue sous le nom de fleur de la passion. Cette plante vivace grimpante est originaire du Brésil et s'est par la suite propagée aux régions chaudes de l'Amérique du Nord. Elle doit son nom au fait que ses fleurs et ses feuilles évoquent pour certains les divers instruments de la passion du Christ (couronne d'épines, clous, marteau).

La passiflore peut atteindre une longueur de 3 à 9 mètres. La tige est sarmenteuse et grimpante par des vrilles. Son écorce est grisâtre aux reflets pourpres et les jeunes pousses sont légèrement pubescentes. Les feuilles vertes pétiolées ont un limbe à trois ou cinq lobes ovales finement dentés.

Les fleurs isolées et longuement pédonculées sont de bonnes dimensions et dégagent une odeur légère et agréable. Les pétales, au nombre de cinq, forment une couronne frangée et purpurine sur plusieurs rangs. Le fruit, de la taille d'une petite pomme, est ovoïde et de couleur orange pâle à maturité. Il contient une pulpe jaune douceâtre qui est comestible. Toutes les parties aériennes de la plante sont utilisées.

Dans son milieu naturel, la passiflore produit une sorte de protubérance jaune qui imite à la perfection les œufs des papillons qui parasitent cette plante.

Les papillons, croyant que des œufs sont déjà présents sur le feuillage, vont pondre ailleurs.

Les Incas buvaient une infusion à base de feuilles de passiflore pour soulager la nervosité et l'anxiété, et les Amérindiens s'en servaient pour traiter l'insomnie et les troubles de digestion. Les herboristes du XIXe siècle ont adopté cette plante pour les traitements de l'insomnie, la diarrhée, l'épilepsie, les douleurs menstruelles et la toux. Ils utilisaient aussi les feuilles fraîches pour soigner les brûlures, les inflammations de la peau et les douleurs dentaires. En 1850, un médecin américain confirmait ses propriétés sédatives et antispasmodiques. On la distribuait à grande échelle parmi les soldats lors de la Deuxième Guerre mondiale.

La passiflore possède des propriétés sédatives douces. On peut l'utiliser occasionnellement pour favoriser le sommeil ou pour calmer un excès de nervosité. Les principaux ingrédients actifs connus sont : les dérivés flavonoïdes vitexine et isovitexine, des composés cyaniques, du catéchol et trois alcaloïdes : harmane, harmol et harmine. Elle contient également de l'apigénine, comme la camomille. Les extraits de passiflore sont standardisés à 3,5 % ou 4 % d'isovitexine.

La littérature médicale ne rapporte pas d'effets indésirables sérieux lorsqu'on la consomme de façon modérée. Une étude allemande effectuée en 1997 a démontré que les doses élevées peuvent provoquer des migraines, des troubles de la vue, des douleurs gastriques et des nausées. Une surdose se traduira par une sédation excessive et un état modifié de conscience.

Pour de l'insomnie passagère, prenez de 200 à 300 mg, ou une infusion (de 1 à 2 c. à thé par tasse [de 5 à 10 ml pour 250 ml] d'eau) de une à deux heures avant le coucher. Pour soulager l'anxiété, utilisez la même dose deux ou trois fois par jour, entre les repas, dont une fois au coucher.

La passiflore est une plante grimpante qui conviendra parfaitement pour couvrir un treillis (en bois non traité ou en matériau inerte) ou un filet installé sur un mur. Sa floraison quelque peu particulière en fait une plante intéressante à conserver. La passiflore a besoin de chaleur, d'humidité et de lumière. Elle résiste assez bien au froid, mais elle ne tolère pas les gelées. Il est préférable de la cultiver en pot afin de pouvoir la rentrer à l'intérieur pour la période hivernale où elle sera mise en dormance.

En Europe, la passiflore combinée à la valériane est un remède populaire contre l'anxiété, l'insomnie et l'irritabilité.

Le houblon

Le houblon (*Humulus lupulus*) est un membre de la famille des urticacées. Petit cousin du *Cannabis indica*, il est considéré comme un narcotique par certains. Cette plante est naturalisée en Europe, en Asie et en Amérique.

On l'appelle aussi la vigne du nord, le houblon grimpant ou la salsepareille indigène.

Le houblon est une plante vivace grimpante aux tiges solides. Ses feuilles sont pétiolées, trilobées, ovales et dentées. Ses tiges adventives forment des vrilles qui constituent d'excellents crochets. Le houblon est une plante hermaphrodite qui porte des fleurs mâles groupées en épis à l'extrémité des rameaux et des fleurs femelles à l'aisselle des feuilles.

Ses fruits, que l'on nomme strobiles, ont la forme de cônes ou de petites cocottes constituées d'écailles jaunes ou vert pâle qui contiennent une poudre résineuse jaune. Les fruits contiennent la plus haute teneur d'ingrédients actifs, qui sont concentrés dans les pistils (petits cheveux globulaires).

Le houblon a de multiples usages depuis les temps anciens. Les Chinois l'utilisent depuis plus de 2 000 ans pour traiter la tuberculose, la lèpre et la dysenterie. Pline l'Ancien recommandait son usage pour faciliter la digestion et pour soulager les indispositions intestinales. On s'en servait aussi pour soigner la mélancolie à Bagdad au IXe siècle. Agent de conservation, il apporte également un peu d'amertume à la bière depuis plus de 1 000 ans.

Ses propriétés sédatives ont d'abord été rapportées par les travailleurs agricoles qui éprouvaient de la somnolence lors des récoltes. En Amérique du Nord, les Premières Nations l'utilisaient comme sédatif et comme calmant pour l'estomac. Il est aujourd'hui approuvé par la commission E pour soulager efficacement l'anxiété et l'insomnie.

Des études, produites en 1997 par le collège des sciences pharmaceutiques de Showa, à Tokyo, ont établi que le houblon possédait un potentiel prometteur pour traiter la leucémie. Ses propriétés anticarcinogènes et antibactériennes sont présentement à l'étude.

Ses principaux ingrédients actifs sont : le diméthylvinyl carbinol, le lupuline, qui est un alcaloïde, des flavonoïdes, des tanins, l'humulone, l'humulène, le colupulon et une quantité appréciable d'hormones phyto-œstrogènes.

Le houblon contient 0,35 % d'huiles essentielles qui sont standardisées à une concentration de 2 % dans les extraits en vente. D'autres produits offrent une concentration de 5 % d'humulène et de 4 % de flavonoïdes.

Généralement, deux capsules de 150 mg ou 30 gouttes d'extrait liquide dans un verre d'eau seront suffisantes pour faciliter le sommeil ou apaiser la nervosité. Ses effets se font sentir de une à deux heures après la prise.

Le houblon est considéré comme étant plus fort que la camomille et la passiflore, et de force égale à la valériane. Aucun effet indésirable n'a été rapporté à dose normale. Par contre, en grande quantité, il peut déclencher les règles chez la femme et inhiber la libido chez l'homme. Son emploi à forte dose peut aussi provoquer des nausées ou de la diarrhée. Il n'est pas recommandé pour une longue période.

Le houblon aime le plein soleil et il confectionnera un excellent écran s'il est cultivé sur un treillis ou une clôture ; il fera un bon couvre-murailles si on installe un filet de matière inerte sur le mur.

Les cônes sont récoltés à la fin de l'été. Ajouté à la valériane dans une infusion ou une décoction (de 1 à 2 c. à thé par tasse [de 5 à 10 ml pour 250 ml] d'eau), le houblon constitue un somnifère efficace et un agent relaxant. D'origine folklorique, des « coussins de rêves » sont aussi confectionnés à l'aide de cette plante.

Le houblon perd rapidement ses propriétés après la récolte. Sa fraîcheur est donc un critère essentiel à son efficacité. Les recherches ont démontré qu'il perd 89 % de son potentiel après neuf mois de conservation. Il peut aussi être préparé en teinture.

La valériane

La valériane (*Valeriana officinalis)* est une plante herbacée résistante qui s'est propagée en Amérique du Nord, en Europe et en Asie. En milieu naturel, elle préfère les sous-bois humides et éclairés ainsi que les rives des cours d'eau. Elle peut atteindre 2 mètres de hauteur. La famille des valérianacées compte près de 200 variétés. La variété *V. officinalis* est également connue sous le nom d'herbe aux chats ou herbe de Saint-Georges. **Cette espèce est en voie de disparition.**

Sa longue tige creuse porte quelques feuilles de grande taille aux nombreuses folioles opposées, allongées, lancéolées et quelque peu dentées. Cette plante vivace émet des stolons qui se terminent par une rosette de feuilles. Elle produit des fleurs tubulaires très odorantes, de blanches à rosées, qui forment une jolie ombrelle dense. La plus forte concentration d'ingrédients actifs se situe dans ses racines, qui sont noires à l'extérieur et blanchâtres à l'intérieur.

La valériane est connue depuis longtemps. Les premières archives relatant ses actions sédatives et hypnotiques remontent à l'Égypte du IXe siècle. Pline l'Ancien a également signalé ses propriétés pour soulager les troubles nerveux et les spasmes musculaires. Galien considérait cette plante comme une véritable panacée. Les Amérindiens l'utilisaient pour soigner les plaies, l'épilepsie, les maladies nerveuses et l'insomnie. Son usage fut très popularisé au XVIe siècle par un physicien italien, Fabio Colonna, qui affirmait avoir guéri son épilepsie grâce à cette plante. Lors de la Deuxième Guerre mondiale, son utilisation fut largement répandue en Europe.

La valériane est demeurée dans les pharmacopées américaine et britannique jusqu'au milieu du XXe siècle où elle fut remplacée par les barbituriques et les benzodiazépines. L'odeur forte et désagréable que prennent ses racines après la récolte a aussi contribué au déclin de sa popularité.

Cette plante contient plusieurs douzaines d'ingrédients actifs dont certains ne sont toujours pas connus aujourd'hui. Parmi les ingrédients étudiés se trouvent l'acide valérianique, l'acide isovalérianique, l'éther acétique, l'éther butyrique, l'éther formique, les huiles essentielles et les terpènes. Elle contient également des alcaloïdes.

Les recherches ont démontré que l'action de la valériane rehausse les taux d'acide gamma-aminobutyrique, qui est un neurotransmetteur à action sédative.

Depuis 20 ans, les études ont établi que l'utilisation de la valériane comporte assurément moins de risques que l'usage des sédatifs et des hypnotiques. Bien que ses effets soient moins puissants, cette plante constitue un bon somnifère qui n'affecte pas la mémoire ou la concentration et qui ne laisse pas d'effets indésirables au réveil. Les recherches ont démontré que, sous l'effet de la valériane, le sommeil venait plus rapidement et profondément chez des patients insomniaques.

Une étude effectuée en 1996, qui a comparé les effets de la valériane à ceux des benzodiazépines, a rapporté que 50 % des patients qui avaient pris des benzodiazépines ont ressenti des effets secondaires; seulement 10 % des personnes qui avaient consommé de la valériane avaient mentionné de tels effets. En 1995, l'Université de Rochester (New York) a rapporté qu'une femme qui avait tenté de se suicider en absorbant 25 fois la dose prescrite de valériane a reçu son congé de l'hôpital le lendemain de son admission.

La commission E n'a enregistré aucun effet indésirable concernant l'usage de cette plante. La valériane ne cause pas de dépendance ni d'accoutumance. Même si on ne note aucune synergie avec l'alcool, il est toujours préférable de s'abstenir de consommer ces deux substances en combinaison. Il est aussi recommandé d'user de prudence si on doit conduire un véhicule ou effectuer un travail à risque.

Certaines personnes ont rapporté un effet de constipation ; un laxatif doux à base d'herbes peut pallier cet inconvénient sans apporter de risque d'interaction. De légers troubles gastriques ou maux de tête ont occasionnellement été mentionnés.

Des recherches cliniques sur des animaux nous ont permis de constater qu'en consommation combinée, la valériane peut augmenter l'effet des barbituriques et d'autres hypnotiques ; il est donc recommandé de ne pas prendre ces médicaments en même temps. Les effets bénéfiques de la valériane peuvent prendre à peu près deux semaines avant d'atteindre leur plein potentiel. Une fois qu'on est accoutumé, les effets se font sentir approximativement une heure après la prise.

Les études sur les propriétés de la valériane pour soulager les symptômes de l'anxiété ou de l'insomnie ont été faite1s à l'aide d'un extrait standardisé à 0,8 % d'acide valérianique. Généralement, la prise d'une dose de 300 à 500 mg d'un extrait standardisé à une concentration entre 0,5 % et 1 %, une heure avant le coucher, est recommandée.

Cette plante peut également soulager les symptômes de l'anxiété ; toutefois, pour éviter l'endormissement, on doit réduire la dose. De 50 à 100 mg deux fois par jour devraient vous permette de vous relaxer. Les gens qui ont utilisé préalablement des sédatifs de synthèse devront probablement prendre des doses plus élevées pour ressentir les effets. Il n'est pas recommandé d'utiliser la valériane sur une période qui excède six mois.

Cette plante se cultive très bien dans les jardins où ses qualités esthétiques seront appréciées. Elle sera très à l'aise près d'un bassin d'eau, à la mi-ombre. Autrement, elle n'exige pas de soins particuliers. Les racines atteignent leur plein potentiel vers la deuxième année. Sa floraison s'étend de juillet à août.

On peut sécher et broyer ses racines afin de les mettre en capsule ou de fabriquer une teinture. On peut également utiliser des racines fraîches pour concocter une macération qui sera administrée à raison de 1 tasse (250 ml), de deux à trois fois par jour, entre les repas. Selon certains, il est possible de consommer les feuilles et les fleurs en infusion ; toutefois, la concentration d'ingrédients actifs présents dans les parties aériennes de la plante est plutôt faible.

La valériane est aussi suggérée pour soulager les crampes menstruelles et d'estomac.

Le millepertuis

Le millepertuis (*Hypericum perforatum)* est une plante arbustive qui peut atteindre une hauteur de 1,2 à 1,5 mètre à pleine maturité. On le nomme parfois herbe de Saint-Jean ou *St-John's-wort*. Membre de la famille des hypéricacées, le genre *Hypericum* comprend près de 400 espèces différentes.

Ses branches sont ponctuées de nombreuses tiges (pétioles) portant chacune une seule feuille. Chaque branche se termine par un bourgeon floral. Les sépales sont petits et pointus. Les fleurs sont pigmentées d'un beau jaune profond et formées par cinq pétales arrondis en formation étoilée. La bordure des pétales est ponctuée d'une série de très petits points noirs. Le centre de ces fleurs contient un pistil sphérique surmonté de trois styles et entouré d'une cinquantaine d'étamines. L'arôme est légèrement citronné.

La surface des feuilles est dotée d'une multitude de petites glandes translucides qui sont la caractéristique propre à l'espèce *perforatum*.

D'autres glandes, plus foncées et moins apparentes, se trouvent sous les feuilles et les pétales ainsi qu'à l'intérieur du bourgeon. La présence de ces glandes se manifeste en dégageant une huile pourpre quand elles sont écrasées. Les boutons floraux, les fleurs et les feuilles contiennent la plus grande concentration d'ingrédients actifs.

Le millepertuis est une plante vivace qui s'est bien acclimatée à notre climat. On le trouve également dans plus d'une soixantaine de pays dans le monde. Sa longue période de floraison abondante qui s'étend sur tout l'été en fait une plante appréciée, particulièrement pour son apport de couleur douce dans le jardin.

L'usage du millepertuis remonte à l'aube de l'humanité. On peut trouver des références à son sujet sous le nom de *Quian ceng lou* dans la vénérable pharmacologie chinoise. En Occident, les premiers écrits répertoriés datent de 400 ans avant Jésus-Christ et sont imputables à Hippocrate, qui a répertorié l'*Hypereikon* parmi une liste de plantes médicinales qu'il prescrivait contre plusieurs symptômes comme l'agitation et l'angoisse.

En Europe médiévale, on conférait à cette plante le pouvoir de guérir les gens qui étaient « possédés par les démons », la dépression étant alors interprétée comme un signe de possession démoniaque. Même le nom scientifique de l'époque, *Fuga dæmonum,* qui signifiait « chasseur de démons », était sans équivoque quant à son usage.

Aux États-Unis, durant la révolution, Benjamin Franklin a documenté les bienfaits du millepertuis pour soigner les blessures. Un siècle plus tard, Finley Ellingwood et John King, deux herboristes renommés, ont établi que cette plante était efficace pour traiter la dépression et ils en ont confirmé les propriétés astringentes et sédatives.

Parmi les quelque 50 composants chimiques du millepertuis, deux éléments ont été étudiés pour leur action antidépresseur, l'hypéricine et le pseudohypéricine. D'autres éléments sont également dotés d'un potentiel thérapeutique intéressant pour le soulagement des symptômes de l'anxiété, de l'insomnie et des douleurs inflammatoires et topiques. Ces ingrédients sont : l'acide gamma-aminobutyrique, l'amentoflavone, la biflavone, l'hypérine, la proanthocyanidine et la quercitine.

En Allemagne, qui a approuvé officiellement l'usage médical du millepertuis en 1984, trois millions d'ordonnances sont délivrées chaque année. C'est d'ailleurs le seul pays où l'usage du millepertuis est prescrit comme médicament par la médecine traditionnelle.

À ce jour, près de 5 000 personnes qui suivaient un traitement au millepertuis ont participé à des études cliniques. En Europe, un journal médical a fait une synthèse de 23 des études les plus crédibles. Selon les données ainsi compilées, 64 % des gens qui ont suivi un traitement au millepertuis ont vu leur état de santé s'améliorer.

La plus grande étude portant sur l'efficacité et la sécurité du millepertuis a été produite dans ce pays en 1993. Sur une période de quatre semaines, 3 250 sujets ont pris trois fois par jour 300 mg d'extrait standardisé de millepertuis contenant 0,9 % d'hypéricine. Le dosage cumulatif : 900 mg d'*Hypericum* pour un total de 2,7 mg d'hypéricine. Dans ce cas précis, il s'agissait du médicament Jarsin 300 aussi nommé LI 160.

Dans cette étude, seulement 79 sujets ont ressenti des effets secondaires significatifs. Les symptômes plus communément éprouvés sont d'ordre gastro-intestinal (crampes d'estomac, diarrhée et nausées) et ont été rapportés par 18 patients. Dix-sept patients ont subi une réaction allergique (démangeaisons, sensibilité accrue à la lumière), 13 patients ont ressenti de la fatigue, 8 ont été pris d'anxiété et 5 d'étourdissements. Il a donc été établi par cette étude que 2,4 % des gens qui prendraient du millepertuis étaient susceptibles d'éprouver des inconvénients sans conséquences graves.

En 1996, le *British Medical Journal* a publié les résultats combinés de plusieurs études qui ont utilisé des extraits d'hypéricine pour traiter la dépression. Ces recherches avaient pour but de comparer les effets du millepertuis à ceux des antidépresseurs classiques. Sur un total de 1 757 sujets, 19,8 % d'entre eux ont vécu des effets secondaires similaires à ceux ressentis au cours de l'étude allemande. Bien que ce taux soit supérieur à la moyenne de l'étude de 1993, il est intéressant de constater que, comparativement, les patients traités aux antidépresseurs traditionnels ont aussi rapporté des effets secondaires plus sévères dans 52,8 % des cas.

En octobre 1994, le *Journal of Geriatric Psychiatry and Neurology* faisait état d'une étude concentrée spécifiquement sur l'utilisation du millepertuis pour favoriser le sommeil. Douze sujets, qui ont pris un extrait standardisé d'hypéricine durant quatre semaines, ont manifesté une nette amélioration de la qualité et de la profondeur de leur sommeil.

Les effets secondaires ont été rapportés principalement au début du traitement. Dans la plupart des cas, ces effets disparaissaient après quelques jours. Seulement 8 personnes sur 3 000 ont ressenti de l'anxiété ou de l'agitation lors de la recherche allemande. Bien que ces sentiments puissent facilement être associés à tout traitement médical, on s'explique mal comment de tels effets puissent découler d'un traitement qui vise ces mêmes symptômes.

Les réactions allergiques les plus courantes sont reliées à l'action de photosensibilisation attribuée à l'hypéricine. Si le millepertuis est consommé en très grandes quantités, il peut créer une sensibilité extrême à la lumière du soleil et des rougeurs anormales sur la peau. Seulement deux cas de brûlures graves ont été rapportés. Dans les deux cas, les patients avaient subi un traitement avec de l'*Hypericum* en gel combiné à une thérapie aux ultrasons.

Certains scientifiques croient que le millepertuis est doté du même mécanisme de fonctionnement que les antidépresseurs IMAO. Il est donc recommandé, par mesure de prudence, d'observer les mêmes restrictions que pour ces médicaments. Les aliments et les médicaments prohibés sont : bananes, bière, bouillons de viande et de poisson, viandes fumées et marinées, fromages forts, vin, soupes en poudre, saucisses, levures, raisins, tomates, avocats, aubergines, produits du soya et yogourt ; les médications pour les sinus et la grippe qui contiennent des décongestionnants nasaux, les pilules pour maigrir, certains médicaments pour l'asthme et le rhume des foins ainsi que les suppléments d'acides aminés.

Les propriétés thérapeutiques du millepertuis sont tout indiquées pour contrer les inconvénients de l'anxiété, de légère à moyenne. À l'évidence des recherches cliniques, une dose de 900 mg par jour de millepertuis (300 mg d'extrait standardisé à 0,3 % d'hypéricine, trois fois par jour en comprimés, ou 20 gouttes d'extrait liquide à 0,3 % d'hypéricine, trois fois par jour à l'heure des repas) est généralement considérée comme efficace. Administré avec les repas, le millepertuis produira peu ou pas d'effets secondaires chez la plupart des gens.

Les effets du millepertuis prendront quelques semaines avant d'atteindre leur plein potentiel ; c'est d'ailleurs ce qu'on lui reproche le plus souvent. Toutefois, certains effets pourront être ressentis après seulement une semaine de traitement. On notera d'abord une amélioration du cycle du sommeil. L'*Hypericum* n'a pas d'incidence sur l'intensité des rêves. Un sommeil profond et régénérateur est donc rapidement accessible.

Une hausse du niveau d'énergie est généralement ressentie au cours de la deuxième semaine. Les problèmes d'appétit se régularisent aussi après ce délai. Selon les désordres éprouvés, soit que l'appétit revient, soit que les excès compulsifs (boulimie) disparaissent. Les sentiments qui accompagnent l'anxiété font ensuite place à un état de bien-être.

Les problèmes de sommeil de courte durée peuvent être résolus à l'aide d'une infusion. Il faut consommer des infusions (ou tisanes) trois ou quatre fois par jour entre les repas. Pour obtenir une bonne infusion, ajoutez 1 c. à thé (5 ml) de poudre pour 1 tasse (250 ml) d'eau de source ou distillée. Ce traitement peut durer de une à deux semaines.

Le traitement pour l'insomnie chronique consiste à prendre la posologie habituelle (300 mg d'extrait standardisé à 0,3 % d'hypéricine, trois fois par jour en comprimés, ou 20 gouttes d'extrait liquide à 0,3 %, trois fois par jour) pendant quatre semaines. Après ce délai, si les symptômes de l'insomnie ont disparu, le traitement se poursuit à l'aide d'une infusion à l'heure du souper et d'une autre une heure avant le coucher afin de conserver les effets pour un certain temps. Si les symptômes de l'insomnie se manifestent de nouveau, il sera nécessaire de consulter un médecin.

Dans le cas de simples malaises comme la grippe, le millepertuis peut être consommé au besoin. Une infusion concoctée avec l'ensemble des parties de la plante est conseillée pour cet usage. De nos jours, les herboristes tiennent aussi en haute estime les capacités de cette plante pour soulager les maux de tête chroniques et les douleurs causées par les maladies qui affectent le système nerveux.

Au début des symptômes, la consommation de une à trois tasses par jour durant une semaine devrait suffire à améliorer votre état. Il ne faut pas consommer le millepertuis de façon préventive. Même les anciens herboristes ne recommandaient pas son usage quotidien. Une utilisation topique est efficace pour soulager les douleurs musculaires.

Grâce à sa rusticité et à ses qualités d'adaptation, vous pouvez semer le millepertuis directement dans votre jardin. La plantation se fait vers la fin du mois de mai ou, selon votre région, dès qu'il n'y a plus de risques de gel au sol.

Le millepertuis exige beaucoup de soleil. Il doit être semé dans une partie de votre terrain qui est exposée vers le sud ou le sud-est afin de lui assurer une bonne exposition tout au long de la journée. Il est par contre peu exigeant en éléments nutritifs et il est souvent recommandé de ne pas le fertiliser. Une simple application de phosphate de roche suffira à combler ses besoins en calcium et en phosphore. De la farine d'algues peut être utile pour pallier d'éventuelles carences en oligoéléments. Le pH optimal pour le millepertuis dans un sol sablonneux est de 6,5.

En Amérique du Nord, la floraison débute vers le milieu ou la fin du mois de juin et se poursuit jusqu'à la fin du mois d'août et au début du mois de septembre. La plante est à son plein potentiel dès le début de l'induction florale et tout au cours de la floraison.

La récolte du millepertuis se fait dès l'apparition des boutons floraux, au début de l'été, et périodiquement jusqu'à l'automne. Seulement quelques parties sont enlevées chaque fois. Prélevez les nouvelles pousses sur une longueur de 5 cm.

L'échinacée

L'échinacée *(Echinacea purpurea)* est une plante vivace originaire des plaines de l'Amérique du Nord, de nos jours très répandue dans nos régions. Elle est aussi connue sons le nom de rudbeckie. L'*E. purpurea* est la variété qui contient la plus haute teneur d'échinacoside qu'on trouve également, en degré moindre, dans l'*E. angustifolia*.

L'échinacée possède des airs de famille avec les marguerites, mais elle est de dimension beaucoup plus intéressante : elle peut atteindre près de 1 mètre de hauteur. Ses feuilles, entières et lancéolées, sont de bonne dimension et légèrement échancrées. Les extrémités de ses tiges sont parées d'un capitule en forme de cône hérissé, composé de fleurs tubuleuses orangées et dont le pourtour est garni de pétales pourpres et retombants. Elle produit un fruit nommé akène. Toutes les parties de la plante peuvent servir; les fleurs contiennent la plus grande concentration d'ingrédients actifs.

Cette plante fut la panacée de plusieurs peuples amérindiens qui l'utilisaient pour guérir des maux aussi divers que la fièvre, les morsures de serpent, les blessures, les piqûres d'insectes, la toux, les maux d'estomac, les brûlures ou les abcès. En tout, 32 études européennes ont confirmé ses actions antiseptique et antivirale ainsi que ses propriétés à rehausser l'efficacité du système immunitaire. L'ingrédient actif échinacoside élabore l'interféron, qui a une action antivirale.

Par contre, la qualité des produits européens est actuellement établie avec la quantité de phénols qu'elle contient. Lors du premier symposium international sur l'échinacée, organisé en juin 1999 par l'American Herbal Products Association à Kansas City, au Missouri, les chercheurs allemands ont mis en doute que cet ingrédient actif soit un marqueur significatif du potentiel de cette plante et croient que d'autres éléments sont responsables de son action immunostimulante.

Les plus récentes études européennes se portent maintenant sur les propriétés d'un jus fait à l'aide de fleurs d'échinacée *purpurea* pressées. Les résultats d'une récente étude produite en Ukraine ont aussi démontré qu'un traitement avec un onguent à base d'échinacée était efficace pour rehausser les capacités immunitaires des personnes qui ont été exposées aux retombées radioactives à la suite de l'incident de Tchernobyl.

En Amérique du Nord, peu de produits sont standardisés et contrairement en Europe où l'on utilise principalement la variété *purpurea*, plusieurs fabricants d'ici se servent de l'espèce *angustifolia*.

L'échinacée est surtout utile lorsque le système immunitaire est affaibli par l'insomnie ou l'anxiété et que des symptômes d'infection se manifestent. Il est suggéré qu'une consommation préventive ou à moyen et à long termes puisse causer une forme de dépression immunitaire. Par contre, l'utilisation de l'échinacée ne peut renforcer ou créer des variétés de superbactéries. Son action potentialise possiblement les effets d'autres antibiotiques.

De rares troubles gastro-intestinaux et de légères irritations des yeux (écoulements) ont été rapportés et ont cessé dès l'arrêt du traitement. Il est contre-indiqué pour les gens qui sont allergiques aux chrysanthèmes ou qui souffrent de déficiences immunitaires. Son utilisation est sécuritaire pour les enfants ; il existe même des formules qui leur sont spécifiques.

La prise d'infusion à raison de 2 c. à thé (10 ml) de parties de la plante séchées par tasse (250 ml) d'eau ou d'extrait liquide (de 60 à 100 gouttes par jour) peut se faire dès l'apparition des symptômes de la grippe, et sur une période de une à deux semaines. On peut appliquer une crème à base d'échinacée sur les blessures ou les brûlures.

Les couleurs vives de l'échinacée, une très belle plante qui fleurit tout l'été, contribuent à créer des contrastes intéressants. Ses fleurs en font indéniablement une des plus belles plantes médicinales aux qualités ornementales indéniables. Un endroit en plein soleil ou à la mi-ombre conviendra bien à la culture de cette plante, qui préfère un sol calcaire (pH de 7 à 8) et riche en matière organique. Elle peut être plantée en groupe pour former un joli « buisson ». La récolte des feuilles et des fleurs se fait tout l'été ; celle de ses racines se fait au printemps.

La vigne rouge

Originaire de l'Asie, la vigne rouge (*Vitis vinifera*) est maintenant présente dans tous les climats tempérés du globe. On la nomme aussi vigne à vin.

La vigne est un arbrisseau au tronc ligneux et tordu dont l'écorce se détache en lanières. Ce tronc peut atteindre 1 mètre de circonférence. Ses tiges, ou rameaux, sont grimpantes et munies de vrilles opposées aux feuilles ; elles peuvent mesurer jusqu'à 30 mètres de long. Les feuilles, pétiolées, lobées et dentées, sont pubescentes (velues) sur leur surface inférieure. De petites fleurs odorantes et verdâtres apparaissent en inflorescences denses au mois de juin. Les fruits, ou raisins, poussent en grappes serrées, leurs couleurs varient du vert au bleu selon les variétés ; ils sont mûrs en septembre ou en octobre, selon les régions. Certaines variétés de vignes vivent jusqu'à 600 ans.

La vigne est surtout connue pour le vin qu'elle procure. La première cuite au vin archivée de l'histoire est attribuée à Noé, qui commença la fête en dansant nu et la termina avec une chicane de famille ! Déjà 1 500 ans avant notre ère, les Égyptiens et les Grecs l'utilisaient pour contrer l'inflammation des plaies, parmi de nombreux autres usages. Dans la mythologie grecque, la vigne symbolisait le culte de Dionysos, dieu de la végétation et du vin, aussi nommé Bacchus. En 1535, l'île d'Orléans sur le fleuve Saint-Laurent fut baptisée île de Bacchus par Jacques Cartier en raison de la présence impressionnante de vignes sauvages à cet endroit.

Les propriétés de la vigne sont multiples. On lui accorde un effet tonique général, une action anti-inflammatoire ainsi que des vertus antiseptiques, astringentes et régénératrices. Elle peut aussi servir à soulager les symptômes prémenstruels et des bouffées de chaleur occasionnées par la ménopause.

Les dernières études ont permis de confirmer les propriétés antioxydantes impressionnantes de la vigne. Le raisin est, avec le *Thuya occidentalis*, une des plus hautes sources naturelles de proanthocyanidine, qui est l'ingrédient actif végétal le plus performant pour éliminer les radicaux libres du métabolisme. Il prévient donc les dommages causés par leur présence.

La proanthocyanidine augmente aussi le flux sanguin dans les artères caverneuses, qui sont contractées sous l'effet d'un taux élevé de norépinéphrine causé par l'anxiété. L'effet de contraction provoqué par cette hormone (norépinéphrine) est la cause de nombreux symptômes, notamment des troubles cardiaques et des problèmes d'érection. La proanthocyanidine possède aussi des propriétés anti-inflammatoires et réduit les dommages causés par les rayons UV aux cellules.

Le raisin est également efficace dans les soins antirides et anticapitons.

Depuis le mois d'août 1999, le premier centre de vinothérapie, en France près de Bordeaux, offre des bains et des massages avec des produits composés d'extraits de vigne rouge et de polyphénols de pépins de raisin. Un projet similaire verra bientôt le jour sur la côte ouest américaine.

La meilleure façon de profiter des effets de cette plante consiste tout simplement à manger les raisins. Ces fruits, de culture écologique et avec pépins, sont parmi les aliments les plus sains qui existent. Une surconsommation ne peut entraîner qu'un effet laxatif. Certaines personnes peuvent aussi avoir de la difficulté à digérer la pulpe ou les pépins.

La vigne est très facile à cultiver. En fait, le travail principal consiste à la contenir dans l'espace qu'on veut lui allouer. Elle peut faire un merveilleux couvre-mur ou bien envelopper une pergola de ses rameaux infatigables. Les tons de rouge vif qu'elle adopte à la fin de l'été sont riches en possibilités. Au plein soleil ou en mi-ombre, cette plante n'a besoin que de l'aide d'un petit treillis pour l'orienter au départ.

Il faut cueillir les feuilles lorsqu'elles sont rouges pour confectionner des infusions ou un extrait. Une bonne infusion consiste en 4 c. à thé (20 ml) de feuilles en poudre dans 1 tasse (250 ml) d'eau. On peut aussi combiner la vigne à d'autres plantes comme la camomille, la menthe poivrée et la marjolaine. Les raisins sont cueillis à pleine maturité et peuvent être consommés comme tels. Il est bon d'extraire les pépins que l'on fera sécher pour une consommation ultérieure. La pulpe et la chair du fruit feront un excellent jus.

Des comprimés contenant 50 mg d'extrait de pépins de raisin standardisé à 95 % de proanthocyanidines sont offerts sur le marché. La posologie recommandée est de un à trois comprimés par jour.

Le *Ginkgo biloba*

Le ginkgo est un arbre magnifique originaire de la Chine et du Japon. On estime que cet arbre fut un des premiers à croître sur notre terre, il y a près de 200 ou 300 millions d'années. Charles Darwin le considérait comme un fossile vivant. Il peut atteindre une hauteur de 40 mètres ; sa longévité en a fait une légende ; il existe même des spécimens âgés de plus de 1 000 ans.

Son nom provient de l'appellation japonaise *Yin-Kuo* qui signifie « abricot d'or ». Les herboristes asiatiques le prescrivaient il y a longtemps déjà pour traiter l'asthme et les engelures. Ils le considéraient également comme un sédatif, un digestif et un antifongique efficace. Ses graines grillées servaient à prévenir l'ébriété. En Inde, au Moyen-Orient et dans toute l'Asie, on considère le ginkgo comme un arbre sacré. Il fut introduit en Europe vers la fin du XVIIIe siècle ; arbre rare à cette époque, son prix élevé lui a mérité le nom d'« arbre aux quarante écus ». Il est maintenant très répandu aux États-Unis.

Le ginkgo est un arbre dioïque, ce qui veut dire qu'il y a des arbres mâles et femelles. Les mâles portent leurs branches érigées ou dressées et les femelles à l'horizontale. Ces branches sont étalées en une longue cime de forme conique. Les feuilles, qui sont caduques et en forme d'éventail, sont vert clair et prennent une belle teinte jaune orangée à l'automne.

Les arbres mâles produisent, sous les feuilles, de très beaux chatons pendants qui portent de nombreuses étamines. Les femelles produiront des fleurs longuement pédonculées composées d'une coupe, qui contient un mince carpelle portant deux ovules nus au sommet. Vers la fin du mois de novembre, apparaissent des graines sphériques entourées d'un arille jaune, charnu et odorant. On trouve dans leurs noyaux blancs une amande également blanche.

Les feuilles et les graines contiennent les ingrédients actifs. En Asie, on utilise aussi les fleurs. Ces ingrédients sont : acides aminés, bilbobalides, catéchols, diterpène, flavonols, flavoglycosides, ginkgetine, ginkgolides, hydrocarbures, kaempférol, pinitol, proanthocyanidines, sesquiterpènes, sitostérol et quercitine.

Bien que le ginkgo soit recommandé pour prévenir les problèmes reliés au vieillissement, à la mémoire en particulier, il est aussi efficace dans plusieurs autres applications.

Au moins une centaine de recherches sur le ginkgo, impliquant plus de 10 000 sujets, ont étudié les nombreux effets de cette plante sur le système nerveux et l'organisme en général. Ces études ont démontré que le ginkgo était très efficace pour les problèmes d'insuffisance vasculaire cérébrale. Il augmente la circulation sanguine au cerveau, possède un effet tonique puissant et peut soulager une grande gamme de symptômes, notamment l'anxiété et la dépression légère, les troubles de mémoire et de concentration ainsi que la diminution des capacités intellectuelles. En Allemagne, on le prescrit aussi pour traiter le syndrome prémenstruel, la sclérose en plaques et les dommages tissulaires causés par le diabète.

Les recherches ont établi qu'un des mécanismes d'action du ginkgo agit favorablement sur la réception des neurotransmetteurs norépinéphrine, sérotonine, dopamine et acétylcholine. Son action augmente aussi la métabolisation de l'oxygène, réduisant ainsi la formation de radicaux libres.

En octobre 1997, le *Journal of the American Medical Association* a publié les résultats d'une recherche produite par une équipe de chercheurs du New York Institute for Medical Research. Cette recherche a étudié durant une année les effets du ginkgo sur 309 patients (âgés de 45 ans ou plus) qui souffraient de la maladie d'Alzheimer. Les chercheurs ont établi que 27 % des patients démontraient de nettes améliorations sur le plan des fonctions mentales comme la mémoire, le raisonnement et les capacités d'apprentissage après avoir consommé quotidiennement 120 mg d'extrait de ginkgo sur une période de six mois ou plus. Une étude allemande a démontré qu'une dose de 240 mg pouvait être plus efficace sans comporter plus de risques d'effets secondaires.

Le ginkgo est contre-indiqué pour les enfants en bas âge, les femmes enceintes ou qui allaitent. Comme il éclaircit le sang, il est donc contre-indiqué pour les gens qui éprouvent des problèmes de coagulation sanguine ou des troubles circulatoires. La prise simultanée d'aspirine est déconseillée pour les mêmes raisons. Un surdosage causera de la diarrhée, des nausées et des étourdissements, mais ces symptômes disparaîtront dès que le traitement sera interrompu.

Un extrait américain standardisé à 24 % de flavoglycosides, le Egb 761, a servi pour ces deux études cliniques. Ce produit est offert en Amérique sous les noms Ginkgold et Ginkgo-D.

Depuis les dernières années, près de 120 000 médecins dans le monde ont prescrit au-delà de 10 millions d'ordonnances de ce produit bon an mal an. Les ventes représentent plus de 500 millions de dollars (US) chaque année.

Au Québec, grâce aux caprices particuliers des microclimats, le *Ginkgo biloba* est naturalisé à Outremont et à quelques rares endroits. Néanmoins, si vous habitez dans une région zonée 4 ou 5 (min. –18 °C), plantez cet arbre au plus vite ! Il prendra soin de vos vieux jours.

Le ginkgo est aussi apprécié pour son énorme résistance à la pollution, aux insectes nuisibles et même aux radiations ; il fut le seul arbre à survivre à l'explosion atomique d'Hiroshima !

Les feuilles sont récoltées tout au long de l'été et lorsqu'elles jaunissent ; les fleurs seront cueillies à l'automne. Le ginkgo doit être consommé en extraits liquides pour assurer une concentration suffisante d'ingrédients actifs.

Plusieurs préféreront planter un arbre mâle car les fruits de la femelle, lorsqu'ils s'écrasent au sol, produisent un enduit visqueux qui dégage une odeur désagréable.

Le tilleul

Si vous ne pouvez cultiver le ginkgo dans votre région, le tilleul sera l'arbre par excellence.

Le tilleul *(Tilia americana)* est un autre survivant de l'ère tertiaire. Il est originaire de l'Amérique du Nord et de l'Europe. Cet arbre peut vivre environ 500 ans. En milieu naturel (bois riches et dégagés et bords de ruisseaux), il peut atteindre 30 mètres de hauteur et son tronc, plus de 6 mètres de circonférence. Trait caractéristique, son écorce devient craquelée vers l'âge de 20 ans. Cet arbre porte de grandes feuilles veloutées, dentées et en forme de cœur qui se terminent en pointe. Il produit une brève floraison en juin. Les fleurs, très odorantes, sont jaune pâle. On le nomme aussi « thé d'Europe ».

Il était connu dans l'Antiquité pour ses effets calmants et relaxants. Les anciennes civilisations germaniques le considéraient comme un arbre mythique et sacré. Les Amérindiens l'utilisaient pour calmer la nervosité, pour faciliter la digestion et pour contrer l'insomnie. En Europe, on apprécie particulièrement ses propriétés antidépressives, sédatives, euphorisantes, légèrement hypnotiques et immunostimulantes. Le tilleul a aussi une action anticoagulante.

Les principaux ingrédients actifs sont : coumarines, tanins, polyphénols, glucides, saponine, vanilline, stérols, vitamine C, essence de manganèse, quercétine, glucosides et huiles essentielles. Les fleurs contiennent également un alcaloïde.

Des recherches de l'Université de Chicago ont prouvé que le tilleul pouvait soulager des infections virales, comme la grippe, plus rapidement que les antibiotiques et sans effets secondaires même pour les enfants. Son utilisation comporte donc très peu de risques d'effets désagréables s'il est consommé raisonnablement.

Le tilleul sera planté dans un endroit ensoleillé et quelque peu humide.

Cet arbre atteint son plein potentiel thérapeutique à l'âge de sept ans.

On utilise les fleurs et les feuilles. Pour une infusion, versez de 1/2 à 1 oz (de 15 à 30 g) de fleurs dans 4 tasses (1 litre) d'eau ; buvez de 2 à 4 tasses par jour. En extrait liquide : prenez de 10 à 20 gouttes dans 1 tasse (250 ml) par jour. Pour les fatigues nerveuses, un bain de fleurs d'une vingtaine de minutes à l'aide d'un sachet contenant 1 oz (30 g) de fleurs sera bénéfique.

Les bons compagnons

Afin de diversifier les variétés des plantes du jardin tant pour le plaisir de la vue que pour créer des conditions ambiantes optimales, on peut ajouter plusieurs plantes ornementales et fines herbes en tenant compte de leurs propriétés médicinales, de leurs qualités esthétiques et de leur utilité.

La pensée sauvage (*Viola tricolor*) est une plante vivace qui se propagera allègrement dans vos plates-bandes et même dans les champs abandonnés si on le lui permet. Cette jolie fleur est aussi connue pour ses propriétés thérapeutiques depuis Hippocrate, qui la recommandait pour les migraines, et Dioscoride, qui s'en servait pour traiter l'hyperacidité. Parmi ses ingrédients actifs, on compte la violaquercétine et la vitamine C.

Cette petite plante de 15 à 30 cm de hauteur fera bon compagnonnage avec une plante qui n'exige pas beaucoup d'azote. Dans un endroit ensoleillé, elle fleurira de la fin du printemps jusqu'au début de l'automne. Une cousine, la violette (*Viola canadensis*), fera un excellent couvre-sol pour une zone ombragée et un sol argileux. Les fleurs de cette plante, symbole de Vénus, la déesse de l'amour, contiennent un alcaloïde doux qui a des propriétés calmantes et euphorisantes. **Cette espèce est en voie de disparition.**

Des plantes ornementales comme l'alyssum, le cosmos et les capucines attirent de nombreux insectes prédateurs également utiles à la pollinisation.

Certaines plantes ont pour effet d'éloigner les insectes nuisibles. Leurs couleurs et leurs odeurs nuisent aux insectes dans leur façon de repérer les végétaux. Des plantes comme la marjolaine, le romarin, la camomille, la coriandre, la menthe poivrée et la sauge sont très efficaces pour éloigner les insectes nuisibles. Elles peuvent aussi compléter votre jardin d'herbes et ajouter différentes saveurs si vous les combinez à vos infusions.

Si votre terrain est bordé d'un fossé humide, profitez-en pour y planter de l'angélique (*Angelica archangelica*), qui est considérée comme une des plantes les plus précieuses depuis des millénaires pour ses effets toniques, antispasmodiques et immunostimulantes. La présence d'acide valérianique, d'œstrogènes et de dérivés de coumarines explique son efficacité à soulager une grande variété de malaises. **L'angélique est aussi menacée d'extinction.**

D'autres plantes sont déconseillées dans un jardin thérapeutique malgré leur potentiel de guérison. L'aubépine, par exemple, est un arbuste qui possède un potentiel thérapeutique non négligeable. Elle contient, entre autres ingrédients, des flavonoïdes et des coumarines. Toutefois, son odeur, qui ressemble à celle d'un corps en décomposition, n'en fait pas un bon compagnon dans un jardin.

Choisissez plutôt des rosiers sauvages (*Rosa eglanteria*) qui possèdent un potentiel antioxydant et régénérateur grâce à la présence de flavonoïdes et de polyphénols parmi ses ingrédients. Cet arbuste grimpant et vivace peut confectionner une bordure ou un joli bosquet odorant. **Les rosiers sauvages sont menacés de disparition.**

L'ajout d'autres plantes aromatiques contribuera aussi, grâce à leurs odeurs, à créer des liens avec des souvenirs ou des émotions agréables et, à la tombée du jour, feront palpiter vos sens. C'est l'aromathérapie à la source !

Le saule, qui apporte la protection de son ombre rafraîchissante par les chaudes journées d'été, possède des propriétés calmantes et analgésiques. Des études ont prouvé que l'extrait de saule agit moins rapidement mais plus longtemps que son dérivé de synthèse, l'aspirine.

Il existe évidemment des centaines d'autres plantes médicinales qu'on ne peut cultiver dans notre climat, mais qu'on utilise traditionnellement depuis des milliers de lunes. L'anxiété est universelle...

Au cours des siècles, toutes les cultures et les sociétés ont recherché des moyens pour y échapper. Parmi les nombreuses plantes exotiques qui soulagent les symptômes de ce mal répandu, le kava démontre le plus grand potentiel. Il est maintenant considéré comme l'un des « gros canons » de l'herboristerie et le fait qu'on ne puisse le cultiver dans nos régions ne justifie pas que l'on doive se priver de ses bienfaits et de son aide dans la guerre des nerfs.

Le kava, un don d'outre-mer

« Lorsque le crépuscule approche et que le vent fait danser les palmiers, le village se réunit autour du bol de kava. Les gens se relaxent, se racontent des histoires et oublient leurs tracas. Les bonnes et les mauvaises voix s'unissent pour partager la joie du chant. Grâce au kava, tout le monde fait partie de la communauté, du village. »

Sione, maître de cérémonie tonganais

Originaire du Pacifique Sud, le kava (*Piper methysticum)* fait partie intégrante de la culture polynésienne depuis des siècles. D'abord célébrés sur les îles Fiji, Samona et Tonga, les usages médicinaux, récréationnels et sociaux de cette plante se sont depuis répandus dans toute l'Océanie, y compris la Nouvelle-Zélande et l'Australie, et jusqu'à Hawaï. Le terme « kava » désigne à la fois la plante et la boisson qu'on en tire.

Le kava est un arbuste robuste aux nombreuses tiges érigées qui possèdent de larges feuilles pétiolées. Ses fleurs, dépourvues de sépales, sont disposées en épis oblongs latéraux ou terminaux. Son fruit est une baie plus petite que le poivre noir. Cette plante est membre de la famille des poivriers (pipéracées) qui comprend plus de 1 000 espèces dont *P. nigrum* (poivre noir). On la nomme aussi poivrier de Polynésie, kavakava ou kawa-kawa.

Le milieu naturel du kava se situe en Polynésie, en Malaisie et en Micronésie. Il croît à une altitude allant de 120 à 300 mètres. Cette plante succulente (grasse) peut atteindre une hauteur de 6 mètres, mais elle est généralement récoltée lorsqu'elle mesure de 2 à 2,5 mètres. La plus grande concentration d'ingrédients actifs se trouve dans les racines, qui sont brunâtres.

Les premiers détails archivés de l'existence de cette plante datent de 1775 et sont attribuables au naturaliste George Foster, qui était de l'équipage du capitaine James Cook. Ce dernier fut probablement le premier homme occidental à boire cette mixture. Cette boisson brunâtre concoctée avec les racines broyées du kava et du lait de coco est utilisée à des fins très variées.

On la sert pour célébrer une naissance ou un mariage, ou comme un relaxant parfait pour terminer la journée calmement et on la considère comme un présent qui exprime l'amitié et un geste de bonne volonté. On la consomme également au cours de réunions importantes afin de favoriser un état de calme et de coopération. Selon les Polynésiens, lorsque l'on boit du kava, il n'y a plus de classe sociale et tout le monde s'ouvre, chante et danse ensemble. Comblés par le kava, ces peuples n'avaient pas conçu d'alcool.

Au début des années 1990, l'agence fédérale allemande de la santé a approuvé le kava pour le traitement des symptômes de l'anxiété. Depuis, d'autres pays européens, comme la Suisse et l'Angleterre, ont emboîté le pas.

Des études scientifiques ont démontré les propriétés thérapeutiques de cette plante dès la fin des années 1800; depuis, les recherches n'ont cessé. Comme toutes les plantes médicinales, le kava est composé de nombreux éléments chimiques, dont certains ont des propriétés spécifiques. La recherche a révélé quatre types d'action où le kava est efficace:

- Analgésique: soulage la douleur;
- Anti-anxiété: agit contre les émotions oppressantes et le stress;
- Psychotrope: psychoanaleptique (stimule l'activité mentale, la vigilance);
- Sédatif: apaise la surexcitation ou la douleur.

Il est établi depuis 1966 que les composés regroupés sous les kavalactones sont responsables des propriétés psychotropes de la plante. Ces éléments actifs sont: la dihydrokawine, la dihydrométhysticine, le kavaïne, le kawaïne, la méthysticine et la yagonine. On a également dénombré la présence de plusieurs alcaloïdes. Ces éléments actifs se trouvent dans l'ensemble de la plante. Les ingrédients contenus dans les feuilles et les branches sont dotés d'une action plus sédative que les plus grandes concentrations trouvées dans les racines et qui procurent un effet euphorique.

Certains médecins américains considèrent que le kava fait partie de la même catégorie de plantes psychotropes que le peyotl ou le datura. Toutefois, contrairement à ces plantes, il n'a pas d'action sur le cortex frontal qui est le centre du raisonnement et de l'analyse. L'action psychotrope du kavalactone agit en réduisant l'anxiété et en améliorant les humeurs, sans altérer les fonctions cognitives.

L'institut de physiologie et de chimie de l'Université d'Essen, en Allemagne, a démontré que le kava influence les récepteurs de l'acide gamma-aminobutyrique de la même façon que les benzodiazépines.

Une autre étude a déterminé qu'un des ingrédients actifs, le kavaïne, a une action sur la recaptation de la norépinéphrine. Il a aussi été postulé que le kava pouvait influencer les récepteurs de sérotonine (spécifiquement le récepteur 5-HTIA) et de dopamine. Les mécanismes d'action du kava sont donc similaires à ceux des sédatifs et des antidépresseurs.

Une étude clinique dont les résultats furent publiés en 1997 dans le journal *Pharmacopsychiatry* sous le titre « Kava-kava extract WS 1490 versus placebo in anxiety disorders – A randomized placebo-controlled 25-weeks outpatient trial » a confirmé son efficacité pour plusieurs médecins américains. Dans cette étude, produite par le département de psychiatrie de l'Université de Jena, en Allemagne, 101 patients qui souffraient d'anxiété, légère ou chronique, ainsi que d'agoraphobie ont pris un extrait de kava (Laitan ou WS 1490) contenant 70 mg de kavalactones, trois fois par jour durant 25 semaines. Près de 75 % d'entre eux ont vu leur état s'améliorer considérablement, alors que les symptômes d'anxiété, d'insomnie et de tensions disparaissaient. Aucun effet secondaire ou indésirable n'a été rapporté.

Une autre étude produite en 1996 a regroupé 29 patients souffrant d'anxiété ; après avoir consommé trois doses quotidiennes d'un extrait de 100 mg standardisé à 70 % de kavalactones, les sujets ont donné les mêmes conclusions. Aucun effet indésirable n'a été rapporté par cette étude.

Les chercheurs ont conclu que le kava était une excellente solution de remplacement aux traitements avec benzodiazépines et antidépresseurs de synthèse. Des résultats positifs étaient visibles une semaine après le début du traitement. Son efficacité à long terme est indéniable ; en fait, il semble que l'efficacité du kava s'améliore avec le temps. Les effets du kava se font sentir une ou deux heures après la prise de l'extrait et peuvent durer plusieurs heures.

Voici les effets communément rapportés par la majorité des utilisateurs :

- Un léger engourdissement de la bouche, un peu comme chez le dentiste. Cette sensation est fréquente, mais elle ne pose aucun inconvénient majeur ;
- Un effet euphorique. Les patients se sentent à la fois détendus et alertes physiquement ;
- Une relaxation des tensions musculaires et nerveuses ;
- Un sentiment de paix intérieure et d'harmonie qui se transforme en désir de communiquer et d'échanger avec autrui. Les gens se sentent plus sociables ;
- Une acuité visuelle et auditive accrue ainsi qu'un plus haut niveau de conscience, de concentration ;
- Une impression d'être plus alerte mentalement ;

- Un effet énergisant (tonique) qui s'estompe graduellement pour faire place au besoin de se reposer. Le lendemain, au réveil, les gens se sentent frais et dispos.

Il n'y a pas de phénomène d'accoutumance; les effets conservent donc tout leur potentiel et les doses peuvent même être diminuées avec le temps tout en conservant leur efficacité. Aucun trouble de mémoire n'a été rapporté, et ce, même après une utilisation prolongée. Il n'a aucun effet de sédation, de léthargie et n'occasionne aucune perte de coordination, contrairement aux tranquillisants et aux sédatifs. On a rapporté une légère faiblesse musculaire ou de légers malaises gastriques dans de très rares cas.

Les seuls effets indésirables qui furent rapportés sont attribuables à une consommation sur une période de plusieurs mois et à une dose 10 fois plus élevée que celle recommandée. Ces effets, ressentis par des Polynésiens qui aimaient un peu trop le kava, se sont manifestés par un jaunissement de la peau, des spasmes musculaires, des troubles de la vision et une respiration oppressée. La rémission se produit dès que l'on cesse la prise de kava. Deux ingrédients, les pigments flavokawines A et B, sont soupçonnés d'être responsables de l'effet de pigmentation de la peau dans les cas de consommation excessive et prolongée. Un médecin américain, qui a étudié sur lui-même les effets du kava, a absorbé une dose de 500 mg sans éprouver d'inconvénients. Il a toutefois établi que les effets ont duré près de 12 heures.

Les seuls cas où son utilisation est contre-indiquée concernent les gens qui souffrent de la maladie de Parkinson, à cause de l'effet possible d'affaiblissement musculaire, les enfants de moins de 12 ans et les femmes enceintes ou qui allaitent. Il faut éviter également de consommer du kava conjointement avec de l'alcool, des antidépresseurs, des tranquillisants ou des sédatifs.

Le traitement à l'aide du kava ne doit pas se faire sur une période de plus de trois mois sans une supervision médicale.

Il est recommandé de ne le prendre que pour une courte période ou selon le besoin. Afin qu'il soit bien assimilé et sans interaction alimentaire, il est préférable de le prendre à jeun.

Il existe quelques formules commerciales qui n'ont pas toutes les mêmes teneurs en kavalactones. Différents produits produisent différents effets. Il se peut qu'un produit particulier soit plus efficace qu'un autre, selon les individus. Il faudra peut-être changer de produit si les effets voulus ne sont pas ressentis.

Les études qui ont obtenu de bons résultats utilisaient l'extrait WS 1490 (Laitan) standardisé à 70 %, trois fois par jour pour un total de 210 mg de kavalactones. Cet extrait n'est pas offert sur le marché nord-américain.

La majorité des produits sur le marché local sont standardisés à 30 % de kavalatones. Certains produits peuvent être fabriqués avec l'ensemble des parties de la plante ; ne considérez que ceux qui ne contiennent que des extraits de racines. Lorsque le pourcentage de kavalactones n'est pas indiqué sur l'étiquette, il est impossible d'établir un dosage de façon précise. Standardisé à 30 %, un comprimé de 100 mg contient 30 mg de kavalactones ; si les effets ne se font pas sentir, prenez un comprimé de 150 mg qui contiendra 45 mg de kavalactones.

Les recommandations qui suivent concernant les doses requises sont donc suggérées en quantité de kavalactones plutôt que par le contenu total de l'extrait. Pour soulager les symptômes d'anxiété passagère et chronique, commencez le traitement avec deux doses quotidiennes (soir et matin) de 70 mg de kavalactones (140 mg au total). Certaines personnes ne sentiront pas d'effets lors des premières prises ; dans ce cas, elles peuvent augmenter graduellement la dose jusqu'à 210 mg par jour (70 mg trois fois par jour). Une fois les effets ressentis, la dose peut être réduite à deux prises de 70 mg quotidiennement.

Le kava peut aussi être utile pour atténuer l'emprise d'une phobie ou pour prévenir les crises de panique (peur de l'avion ou des foules) s'il est administré préalablement à une situation reconnue pour catalyser de tels états. Pour pallier ces situations, la prise de kava (une dose de 120 mg de kavalactones) se fait de deux à trois heures avant le moment stressant.

Pour le traitement de l'insomnie, il est également recommandé de prendre le kava quelques heures avant le coucher, principalement en raison de l'effet tonique qu'il peut parfois provoquer. Une fois ce surplus d'énergie effacé, le besoin de se reposer ou de dormir sera bénéfique pour l'instauration d'un sommeil réparateur. Une dose de 60 mg à 120 mg de kavalactones suffira selon les individus.

Aux États-Unis, le kava est maintenant considéré comme un phénomène social, et de nombreux « kava bars » ouvrent leurs portes à une clientèle de plus en plus grande. On parle également de soirées de kava, où cette plante a remplacé alcool et drogues douces.

Biofiltres pour la maison

Nous avons vu comment éliminer les produits toxiques du jardin, de notre assiette et de notre organisme. Il reste à faire le ménage de la maison.

Le choix des matériaux est très important, mais il n'est pas toujours évident.

Encore une fois, la prévention est la première étape, et elle se fait à l'aide des plantes.

Toutes les plantes absorbent les gaz carboniques. Par exemple, un arbre feuillu peut absorber jusqu'à une tonne de ces gaz par année. Les plantes ont aussi la propriété d'éliminer plusieurs polluants.

Durant plus de 20 ans, la NASA a étudié les propriétés des plantes pour éliminer la pollution reliée au syndrome des édifices malades. Au cours de ces recherches, il a été établi avec certitude que plusieurs plantes, placées dans un milieu fermé, peuvent absorber jusqu'à 95 % des polluants auxquels elles sont exposées. Des études produites en Allemagne ont confirmé ces propriétés. Une récente recherche effectuée à l'Université de Guelph, en Ontario, a démontré que le pélargonium (citronnelle) possède aussi des capacités d'élimination surprenante.

D'autres études ont établi que l'apport de plantes d'intérieur a un impact positif sur le moral et même, en milieu de travail, sur la productivité.

L'art chinois du feng shui, dont les principes en aménagement considèrent l'impact des objets sur l'énergie et le moral, a depuis longtemps intégré les plantes parmi les éléments qui contribuent à l'équilibre d'un environnement sain.

Grâce à la grande variété de plantes d'intérieur offertes de nos jours, il est aisé d'intégrer ces végétaux à notre milieu de vie. En plus de leur qualité esthétique, les plantes contribuent à la prévention de nombreux problèmes. Et il est faux de croire qu'elles comportent des dangers : la nuit, la respiration des plantes se réduit ; les taux de gaz carbonique qui sont rejetés sont donc infimes et ne peuvent porter préjudice à notre santé. Alors, rien ne nous empêche de vivre entourés de verdure toute l'année !

Voici une liste des plantes d'intérieur qui sont efficaces pour dépolluer l'air ambiant et qui sont faciles à conserver dans les résidences et les édifices divers :

Aglaonema (evergreen) : 48 % du benzène et 92 % du toluène ;

Aloe vera (aloès) : 90 % du formaldéhyde ;

Arboricola (plante ombrelle) : 41 % du formaldéhyde ;

Chlorophytum comosum (plante araignée) : 86 % du formaldéhyde ;

Dracœna marginata (dragonnier) : 79 % du benzène et 60 % du formaldéhyde ;

Dracœna massengeanna : 70 % du benzène et 50 % du formaldéhyde ;

Ficus benjamina (figuier) : 47 % du formaldéhyde ;

Hedera (lierre commun) : 90 % du benzène ;

Philodendron : 85 % du formaldéhyde ;

Sansevieria trifasciata (langues de belle-mère) : 53 % du benzène ;

Spathyphillum (lys de paix) : 80 % du benzène et 50 % du formaldéhyde.

Chapitre 6

De la semence à votre tasse

Voici, étape par étape, un guide pratique pour la culture de vos plantes médicinales. L'aventure débute avec une toute petite graine.

L'ensemencement

Plusieurs entreprises offrent une très grande variété de semences de qualité, qu'il est possible de se procurer par catalogue ou par Internet (voir la liste des ressources en annexe). Les variétés qui sont distribuées de cette façon sont généralement identifiées par des botanistes chevronnés et la réputation de certaines de ces compagnies repose sur plusieurs décennies d'expertise et de recherches. Il y a cinq points importants qu'il faut vérifier à l'achat de vos semences :

- **La rusticité.** La rusticité d'une plante détermine les zones de températures dans lesquelles cette plante pourra bénéficier des conditions ambiantes favorables à sa croissance ;
- **Les critères de sélection.** Les critères de qualité sont établis par Agriculture Canada. Des normes strictes sont imposées

afin de garantir une qualité suffisante pour satisfaire à ces critères. Outre les caractères génétiques, les taux de germination des semences font partie des normes imposées. Votre fournisseur devrait être en mesure de vous certifier si ces critères sont respectés ;

- **Des semences de qualité biologique.** Les plantes dont elles proviennent sont plus résistantes et mieux adaptées à leur environnement que les plantes cultivées chimiquement. Ces dernières n'ont pas développé de résistance naturelle car leur croissance a été forcée par les fertilisants et les pesticides de synthèse, ce qui se transmet génétiquement ;
- **Des semences exemptes de traitement.** Afin d'éviter des problèmes de pourriture, certains producteurs traitent les semences à l'aide de fongicides. En plus d'être dangereux pour la santé, ces produits stérilisent le sol au moment de la germination ;
- **Les manipulations génétiques.** Pour toutes les raisons évoquées au chapitre 3, évitez de choisir des graines génétiquement modifiées.

Lorsque vous manipulez les semences, assurez-vous toujours d'avoir les mains fraîchement lavées — spécialement si vous venez de travailler sur d'autres végétaux — afin de réduire les risques de contamination.

Pour stimuler la germination, placez les semences dans un congélateur durant approximativement une semaine avant l'ensemencement. Cela recréera les conditions hivernales ; une fois que les semences seront de nouveau exposées à une température normale, elles réagiront comme si c'était le printemps et elles seront prêtes à germer.

Avant de les semer, une opération de simple prévention peut vous éviter bien des tracas. Les virus, les bactéries et les fongus se propagent surtout par les semences. Afin de vous assurer que vos graines ne sont pas contaminées, enveloppez-les dans un linge et faites-les tremper dans de l'eau préalablement chauffée à 50 °C durant 25 minutes. Utilisez un thermomètre pour bien contrôler la chaleur, car les semences pourraient être endommagées par une température plus élevée.

Vos graines sont maintenant prêtes pour l'ensemencement. Vous pouvez commencer l'opération dans un mélange à semis sans additif ; ceci peut se faire à l'aide d'un plateau pour semis doté d'un couvercle transparent. La température doit varier de 20 °C le jour à 15 °C la nuit. Le taux d'humidité doit être élevé (de 60 à 80 degrés). Une fois que le mélange à semis est humidifié et placé dans le plateau, enfouissez les semences sous 2 ou 3 cm de terreau.

Il faut espacer suffisamment les semences les unes des autres pour prévenir les bris de jeunes racines au moment de la transplantation. Retirez le couvercle lorsque les cotylédons (deux premières feuilles) apparaissent et veillez à ce que le mélange reste humide, sans être détrempé. Dans un sol trop humide, la fonte des semis peut sévir très rapidement contre de jeunes plants. Les restants de vos infusions (pures) de camomille ou de millepertuis peuvent bien contrôler ce problème s'il survient.

Lorsque plusieurs feuilles ont fait leur apparition, retirez le couvercle. Vous pouvez alors installer un petit ventilateur rotatif dans la pièce ; cette circulation d'air aidera la plante à former sa turgescence (résistance). Surveillez l'assèchement du terreau que peut occasionner cette circulation d'air.

La plantation

La prochaine étape : une analyse complète du sol du jardin, qui vous informera de la condition de votre médium de culture et des corrections à faire pour atteindre son rendement optimal et assurer la présence équilibrée de tous les ingrédients actifs de vos plantes.

En culture écologique, il est important de respecter l'intégrité du sol ; c'est pourquoi il faut éviter de retourner et de labourer la terre. Les microorganismes qui y vivent à différents niveaux, selon les espèces, seraient alors déplacés de leur milieu et leurs actions en seraient affectées. Formée par l'érosion, la décomposition organique et le travail d'un nombre infini de microorganismes, la qualité vivante du sol est primordiale au succès d'une culture saine.

Un pH (degré d'acidité-alcalinité) équilibré permet aux plantes de puiser du sol tous les éléments essentiels à leur équilibre chimique. Un pH neutre est de 7,0 degrés. Un pH trop acide (6 et moins) est néfaste pour la vie organique du sol. Une analyse du pH peut se faire à l'aide d'un papier marqueur. On obtient un degré d'acidité plus élevé en utilisant de la chaux agricole ou dolomite. Cette dernière constitue également un apport de magnésium non négligeable. Pour rendre le sol alcalin, on utilise de la cendre de bois.

Les plantes seront transplantées lorsqu'elles auront atteint une hauteur de 7,5 à 10 cm. Choisissez une journée nuageuse pour transplanter vos plantes afin de prévenir le stress hydrique que la chaleur causerait. Évitez de les semer en ligne droite ; plantez plutôt en diagonale afin de favoriser la pénétration de la lumière et de l'air. Vous pouvez ajouter un peu de poudre d'os pour favoriser le développement des racines. Humidifiez le sol sans le détremper.

À cette étape, l'action est déléguée à la nature. La satisfaction du travail accompli, les odeurs de la terre fraîchement remuée et la contemplation de l'environnement devraient avoir eu raison du stress accumulé au cours des journées précédentes. Le rôle du jardinier devient celui de spectateur. C'est maintenant le temps d'observer le développement des plantes et d'effectuer régulièrement quelques patrouilles préventives.

L'entretien

Si vous devez intervenir dans le contrôle des insectes nuisibles, optez pour des méthodes qui n'ont pas d'incidence sur la santé de vos plantes ni sur l'environnement. La chasse aux insectes peut se faire de façon manuelle. Vous pouvez également installer des obstacles et des pièges afin de réduire les dommages. Un récipient contenant de la bière et à demi enfoui dans le sol piégera les limaces. Des retailles de cèdre ou des morceaux de menthe fraîche répandus sur le sol ont des effets répulsifs notables.

La diminution des colonies d'insectes ravageurs se fait également grâce à l'emploi de produits naturels, comme les décoctions de tabac et de rhubarbe toujours efficaces. Les savons insecticides sont recommandés pour le contrôle des pucerons et des acariens. Vaporisez ces insecticides de contact directement sur les insectes pour plus d'efficacité. L'action déshydratante du savon assèche les insectes en s'introduisant par les points faibles de leurs squelettes externes.

La terre diatomée, une substance organique cristalline, agit en blessant les insectes qui meurent après s'être vidés de leurs fluides vitaux. Le BT, ou *Bacillus thuringiensis,* est une bactérie qui s'applique contre les chenilles. Elle s'attaque au système digestif des larves qui meurent dans les 24 heures après l'absorption.

Les maladies fongiques et bactériennes sont surtout causées par une trop grande humidité du sol ou une plantation trop dense qui empêche l'air de circuler librement parmi les plantes. Une observation régulière de l'état des plantes est le meilleur moyen pour dépister les symptômes dès leur apparition. Il existe plusieurs maladies de cet ordre ; le mildiou et l'anthracnose sont les plus répandues. La meilleure façon de s'en départir consiste à éliminer les plants affectés et de les brûler. Les symptômes observables provoqués par des fongus ou champignons sont : des décolorations sur les feuilles et les tiges, un dépôt blanc ou gris au niveau des feuilles, une brûlure ou des taches sur les nouvelles pousses, des excroissances anormales sur les troncs ou les tiges et une pourriture des racines.

Les maladies virales sont plus rares et sont surtout propagées par l'homme au cours de ses travaux. Il est très important de toujours nettoyer ses outils de jardinage entre chaque intervention. De l'alcool à friction un peu dilué fera un bon ménage de ces virus.

Le binage est la méthode culturale par excellence pour l'entretien des plates-bandes et des jardins. Dans un premier temps, elle empêche les « mauvaises herbes » d'envahir l'aire de culture réservée à vos plantes. La présence de ces herbes indésirables est favorisée par un sol pauvre comme le préfèrent plusieurs plantes médicinales. Il suffit de remuer la surface du sol sur une profondeur de 5 cm à l'aide d'une griffe de jardinage ou d'un petit rotoculteur manuel. Ceci expose et assèche les semences indésirables en germination dans le sol.

Pour de meilleurs résultats, effectuez cette opération par temps ensoleillé. Au début de la saison, il sera nécessaire de la répéter tous les 10 jours. La fréquence s'espace à mesure que les plantes deviennent moins envahissantes au fil de l'été. En plus d'éliminer la compétition, le binage est efficace pour favoriser une bonne aération du sol et pour réduire les pertes excessives d'humidité.

La culture de la plupart des plantes qui sont proposées dans ce livre n'exige pas de fertilisation soutenue ; pour autant que l'équilibre du sol soit adéquat, ces plantes pourront bénéficier de conditions naturelles de croissance qui garantiront l'équilibre normal de leurs ingrédients actifs d'ici à la récolte. En fait, il vaut mieux qu'il n'y ait pas assez d'engrais que trop. Toutefois, certaines carences en éléments nutritifs peuvent subvenir. Encore une fois, l'observation est le travail principal du jardinier.

Tableau des carences

Voici une liste des symptômes de déficiences minérales communes aux plantes de jardin.

Élément	Symptôme	Correctif
Azote	Les jeunes feuilles sont vert pâle et petites. Les vieilles feuilles jaunissent et tombent.	Urée (45-0-0) Farine de sang ou de plumes
Phosphore	Les feuilles matures restent petites et sont vert foncé sur la surface et violacées à la face inférieure. Elles sont également cassantes.	Poudre d'os, phosphate de roche
Potassium	La marge des feuilles matures jaunit et se nécrose.	Mica
Magnésium	Toutes les feuilles deviennent jaunes à l'exception des nervures, qui restent vertes.	Sel d'Epsom
Calcium	Les bourgeons terminaux se dessèchent.	Phosphate de roche
Soufre	Les jeunes feuilles jaunissent uniformément sans affecter les vieilles feuilles.	Soufre de jardin
Fer	Les jeunes feuilles jaunissent entre les nervures.	Fer chelaté
Bore	Les bourgeons terminaux meurent et les feuilles sont petites, minces, difformes et brillantes.	Borax

Élément	Symptôme	Correctif
Manganèse	Un jaunissement apparaît sur les jeunes feuilles en débutant par la marge et en progressant vers le centre. Des taches nécrosées se forment entre les nervures.	Algues en farine ou en liquide
Zinc	Un ensemble de feuilles petites et difformes se forment à l'extrémité des nouvelles pousses.	Algues ou émulsion de poisson
Cuivre	Les points de croissance meurent après avoir formé une rosette.	Algues ou émulsion
Molybdène	Les feuilles prennent une teinte bronzée et un jaunissement apparaît sur la marge et entre les nervures.	Algues

En résumé: une carence en azote, en magnésium, en phosphore et en potassium affecte les feuilles matures ou plus âgées. Une carence en soufre, en fer, en manganèse, en zinc et en cuivre affecte les jeunes feuilles. Une carence en bore et en calcium affecte les points de croissance.

La récolte

Voici les périodes de récoltes:

- Les fleurs: tout juste avant d'atteindre leur plein épanouissement;
- Les feuilles: dès qu'elles sont totalement développées et jusqu'à la fin de la floraison, sauf sur avis contraire;
- Les racines: au printemps, avant la feuillaison, ou à l'automne, après que toutes les feuilles sont tombées;
- Les graines et les fruits: à leur pleine maturité.

La récolte doit se faire préférablement après que la rosée est dissipée. Choisissez une journée ensoleillée et peu humide, avant qu'il fasse trop chaud. Prenez le temps de choisir des plantes en santé. Une couleur pâle, la présence de taches ainsi que la perte prématurée de pétales sont des signes de désordres physiologiques. Vérifiez aussi la présence d'insectes, que vous dépisterez par la présence de petits trous.

Ne lavez pas les plantes ; nettoyez-les à l'aide d'une petite brosse.

Utilisez un sécateur dont la lame est bien affilée et propre. Si vous ne prélevez qu'une partie de la plante, il est important d'effectuer une coupe bien précise sans écraser les tiges florales ni les branches afin d'assurer une cicatrisation rapide et de prévenir l'apparition de maladies. Évitez d'écraser ou de briser les prélèvements. Les blessures libéreraient les huiles volatiles et vous perdriez quelque peu du potentiel de la plante.

Lorsque vous récoltez des parties de la plante, placez-les dans un sac en papier non ciré. Identifiez le contenu du sac en inscrivant le nom de la plante et la date de la cueillette.

Vous pouvez utiliser les parties de la plante fraîchement cueillies pour la confection d'infusions et d'extraits liquides. Si vous voulez vous constituer des réserves pour l'année, vous devrez faire sécher la plante dans des conditions qui en conserveront toutes les propriétés.

Le séchage

Le séchage des plantes est une étape importante. Il doit être effectué dans de bonnes conditions pour conserver le plein potentiel des ingrédients actifs.

La dégradation de ces ingrédients est principalement causée par trois facteurs : la lumière, la chaleur et la friction occasionnée par des manipulations excessives. La moisissure peut également entraîner la perte d'une récolte. La durée du séchage peut varier de six jours à quatre semaines, selon la dimension des retailles, l'âge des plantes, la quantité récoltée et l'humidité ambiante.

Une température de 15 °C et une humidité relative de 40 degrés sont les conditions ambiantes idéales pour un bon séchage. Un endroit frais, sec, bien aéré et à l'abri des rayons du soleil doit donc être aménagé. Plus le séchage est rapide, moins il y a de perte du potentiel et de risques de moisissures.

Les retailles peuvent être placées, bien espacées, sur une moustiquaire ou du papier (non ciré ou imprimé). Pour permettre une bonne aération, l'installation d'un ventilateur rotatif convient parfaitement, car la circulation d'air peut également réduire l'humidité. Retournez les retailles chaque jour. Prenez toujours soin d'identifier chaque lot que vous manipulez.

Si vous récoltez la plante entière, coupez les racines immédiatement. Le système racinaire d'une plante agit un peu comme un système nerveux. Dès que les racines sont endommagées, que la plante n'a plus accès à l'eau et à la nourriture du sol, elle puise son énergie à même ses réserves. Les ingrédients actifs sont alors détruits.

Vous pouvez réunir et attacher les plantes en groupe de cinq. Suspendez ensuite le tout à une corde, la tête vers le sol, et utilisez le même protocole que pour les retailles en ce qui concerne la chaleur et l'humidité.

Une inspection quotidienne doit être effectuée afin de dépister des problèmes de moisissures (taches blanches). Jetez les parties de plantes qui sont affectées. Les plantes sont sèches lorsque les branches et les tiges florales craquent et se brisent sous la pression des doigts.

Un fait important à noter : les huiles contenues par la plante absorbent les odeurs environnantes. Il est donc déconseillé de faire sécher vos plantes dans un garage ou tout autre endroit où il y a des odeurs désagréables.

Si vous ne désirez pas transformer immédiatement les plantes, vous pouvez les entreposer dans des récipients hermétiques de verre teinté de façon qu'elles conservent leurs propriétés. L'air, la chaleur et la lumière sont des facteurs qui précipitent la dégradation des ingrédients actifs.

Dès que vos plantes sont sèches, vous devez les réduire en petits morceaux ou en poudre. Placez ensuite le tout dans un contenant opaque et hermétique.

N'utilisez pas de pots en plastique, car ils peuvent absorber les huiles volatiles de la plante. Un récipient en métal donnera un goût amer à votre mixture. Un contenant en verre teinté est idéal pour cet usage.

N'oubliez pas de toujours inscrire le nom de la plante et la date de la récolte sur le pot. Cela vous permet d'établir la durée de vie des propriétés actives de la plante.

Dans un contenant hermétique placé à l'abri de la lumière, les propriétés thérapeutiques seront conservées intactes pendant un peu moins d'un an.

Le réfrigérateur est un bon endroit pour entreposer vos contenants pour autant qu'ils soient vraiment hermétiques afin d'éviter des problèmes de moisissures. Une chambre froide ou une pièce fraîche et sombre conviennent également.

Lors de la préparation des recettes présentées aux pages suivantes, assurez-vous de la propreté des lieux et de l'utilisation d'ustensiles adéquats.

Un chaudron de verre traité convient parfaitement pour les infusions et les extractions. Les casseroles en métal altèrent le goût du produit et les casseroles en aluminium ou en cuivre peuvent dégager des particules qui s'ajouteront à votre mixture.

Les tasses à mesurer doivent être faites de matériaux inertes (verre traité, céramique). La filtration peut s'effectuer à l'aide d'une passoire à thé ou d'une gaze culinaire. Une balance sera également nécessaire afin de mesurer les quantités que vous utilisez.

Les infusions

Les infusions sont recommandées pour soulager les symptômes de l'insomnie, l'anxiété légère, la grippe et d'autres conditions de moindres conséquences.

Les infusions et les décoctions (voir à la page 151) sont considérées comme les plus pures formes de consommation. Elles sont faites avec toutes les parties de la plante et contiennent tous ses ingrédients actifs. Elles procurent l'ensemble des effets bénéfiques, mais leur potentiel est dilué.

Bien que certaines mises en garde aient souligné les dangers de synergie entre les éléments de différentes plantes, la faible concentration des infusions ne représente pas de dangers sérieux.

L'ajout de plantes comme la menthe peut parfois être utile pour soulager une condition spécifique et pour donner un bon goût. Si vous vous laissez aller à quelques envies de créations culinaires, soyez à l'écoute de votre corps qui jugera les résultats.

Les infusions sont faites à l'aide d'herbes fraîches ou séchées. L'herbe sèche réduite en poudre est plus concentrée que l'herbe fraîche coupée en petits morceaux. Il faut donc multiplier par trois la quantité requise si on préfère la fraîcheur.

Pour obtenir une bonne infusion, ajoutez 1 c. à thé (5 ml) de poudre ou 3 c. à thé (15 ml) d'herbes fraîches pour chaque tasse (250 ml) d'eau de source ou distillée. Après avoir déposé l'herbe dans une théière préchauffée, versez l'eau chaude, recouvrez et laissez le tout reposer pendant 15 minutes.

Versez ensuite dans une tasse en filtrant à l'aide d'un tamis fin. Vous pouvez ajouter du miel, un bâton de cannelle ou de la cassonade, à votre goût.

Pour faire une infusion composée d'une combinaison de plantes médicinales, il faut ajouter 8 oz (250 ml) d'eau pour chaque cuillère à thé (5 ml) de poudre d'herbe supplémentaire.

Vous pouvez consommer ces infusions trois ou quatre fois par jour. Vous pouvez laisser la théière et son contenu sur le comptoir si vous préférez boire votre infusion à la température de la pièce. Vous devrez par contre jeter les restants et les moutures à la fin de la journée.

Vous pouvez réchauffer votre infusion sur la cuisinière pour autant que vous ne la fassiez pas bouillir. Une autre bonne méthode consiste à ajouter 1 ou 2 oz (de 30 à 60 ml) d'eau bouillante dans votre tasse. Il ne faut jamais réchauffer une infusion à l'aide d'un four à micro-ondes.

Si, par une chaude journée d'été, vous préférez boire un « thé glacé », placez tout simplement votre récipient au réfrigérateur. Les propriétés de la mixture seront efficaces même refroidies.

Les décoctions

Pour confectionner une décoction, servez-vous de plantes fraîchement cueillies. Portez à ébullition 1 c. à soupe (15 ml) de plantes hachées dans 1 tasse (250 ml) d'eau. Couvrez et laissez bouillir durant trois minutes. Vous pouvez laisser le tout macérer pendant un certain temps avant de filtrer à l'aide d'un tamis.

Personnellement, je ne recommande pas cette méthode, car la chaleur provoque la dégradation rapide des ingrédients actifs.

Les extraits liquides

Pour fabriquer des extraits liquides, il suffit d'immerger les parties broyées de la plante dans un solvant. Un alcool à 80 %

ou plus est utilisé à cette fin. Ne prenez que de l'alcool voué à la consommation. Les alcools de bois ou le méthanol sont très toxiques et peuvent causer de graves empoisonnements.

L'industrie utilise principalement de l'alcool éthylique. La vodka peut également être un bon choix, car elle contient peu d'additifs. L'alcool agit aussi comme un agent de conservation et aide à conserver le potentiel intact durant une année. L'alcool est également parfait pour cette opération, car il extrait tous les composants actifs de la plante.

Dans 2 tasses (500 ml) d'alcool, ajoutez 8 oz (225 g) d'herbes fraîches hachées ou 4 oz (112 g) de poudre d'herbe. Placez cette mixture dans un contenant hermétique que vous remuerez quotidiennement deux ou trois fois les premiers jours, pour ensuite laisser reposer le tout.

Après un certain temps, les éléments inactifs auront décanté au fond du réceptacle, un procédé qui peut prendre de deux à quatre semaines. Il faudra alors filtrer la solution et l'entreposer dans un récipient opaque afin de la protéger de la lumière.

Pour la consommation, vous n'avez qu'à ajouter 1/2 c. à thé (2 ml) dans 1 tasse (250 ml) d'eau de source ou de jus de fruits, selon votre goût.

L'alcool ne convient pas à tous. Vous pouvez diminuer la teneur en alcool en versant 2 c. à soupe (30 ml) d'eau chaude sur l'extrait avant d'ajouter l'eau de source ou le jus ; cela permettra à l'alcool de s'évaporer.

La glycérine est une bonne solution de remplacement à l'alcool et un excellent agent de conservation, mais elle ne peut extraire tous les ingrédients actifs d'une plante ; le potentiel thérapeutique est donc réduit. Si vous utilisez de la glycérine, ajoutez 4 tasses (1 litre) d'eau et la même quantité de glycérine pour 4 oz (112 g) d'herbes broyées ou 8 oz (225 g) d'herbes fraîches.

Les huiles médicinales

On obtient une huile médicinale en laissant tremper des parties fraîches de la plante dans une huile végétale pure. Les huiles de tournesol, d'amande, d'olive et de sésame sont recommandées. Les huiles obtenues par un procédé de pression à froid sont d'un rendement supérieur et contiennent moins de gras saturés.

Utilisez une jarre en verre dotée d'un couvercle hermétique qui peut contenir 4 tasses (1 litre). Broyez 4 oz (112 g) d'herbes fraîches et compressez-les fermement dans la jarre. Versez ensuite l'huile jusqu'au rebord pour couvrir complètement les parties de plantes. Fermez hermétiquement le couvercle.

Après quelques semaines, lorsque l'huile est infusée, filtrez la solution à l'aide d'un coton à fromage et versez le résultat dans une autre jarre.

Au bout de quelques jours, l'humidité résiduelle se sera déposée au fond et il ne restera plus qu'à séparer l'huile de l'eau. Entreposée dans un endroit frais, cette huile conservera ses propriétés pour une année. Les huiles médicinales servent comme un baume pour traiter les coupures superficielles, les brûlures légères, les entorses et les ecchymoses.

Les crèmes et les onguents

D'usage topique (qui agit à l'endroit de l'application) comme les huiles médicinales, certaines crèmes ne font que former une couche protectrice ; d'autres sont absorbées par la peau. De la gelée de pétrole sert de base à l'onguent. Un ratio de quatre parties de gelée pour une partie d'herbe est requis ; par exemple, 8 oz (225 g) de gelée pour 2 oz (56 ml) d'herbe.

Placez ce mélange dans une casserole en verre et réchauffez très doucement. Le mélange ne doit pas cuire, mais plutôt fondre de façon à permettre aux ingrédients de se mêler l'un à l'autre. Laissez mijoter la mixture pendant une période variant entre 15 minutes et 1 heure. Il faut plus de temps si vous utilisez des parties fraîches de la plante afin de permettre l'évaporation de l'humidité résiduelle. Lorsque le mélange est homogène, versez-le dans une jarre en le filtrant à l'aide d'une gaze alimentaire.

Si vous voulez une texture plus crémeuse, recommencez l'opération en ajoutant de l'huile végétale ou une matière grasse comme du beurre de cacao.

Pour rendre le mélange plus ferme, ajoutez de la cire d'abeille. Il sera également bon d'additionner une goutte d'extrait benzoïque pour chaque once (28 g) de matière grasse afin de mieux conserver le mélange. Pour terminer, placez votre onguent dans un petit pot en laissant le moins d'espace possible pour l'air, qui accélérerait l'oxydation du produit.

Divers

Les **capsules** sont évidemment très faciles à confectionner. Il suffit d'acheter des capsules de gélatine et de les remplir de poudre d'herbe. Elles conserveront le potentiel des ingrédients actifs sur une période de 3 à 12 mois, selon les conditions d'entreposage. Toutefois, il est impossible de connaître avec certitude la concentration qui s'y trouve ; pour cette raison, il est préférable d'acheter des capsules standardisées si on veut prendre des plantes médicinales sous cette forme.

Les **bains aux herbes** sont considérés par plusieurs comme très efficaces pour calmer la nervosité et pour apaiser les sens. Il suffit de verser dans l'eau chaude des plantes préalablement infusées à raison de 2 ou 3 tasses (500 ou 750 ml) d'infusion par bain.

Les **compresses** sont simples à confectionner : dans une infusion, faites tremper un linge de coton que vous appliquez ensuite sur la peau à l'endroit voulu.

Les **macérations dynamisées**, ou tisanes solaires, sont d'une conception élémentaire, encore une fois. Il suffit de placer les parties de plantes dans un contenant en verre transparent, d'y verser de l'eau froide et de placer le tout au soleil durant deux ou trois heures. Lorsque l'eau devient teintée, il ne reste qu'à filtrer le liquide et à le consommer.

Les plantes médicinales peuvent également être consommées crues, en salade, en condiments ; on peut aussi presser les feuilles, les fruits ou les tiges afin d'en récolter les sucs. Ceux qui possèdent une bonne quantité de plantes peuvent confectionner des jus à l'aide d'une centrifugeuse.

Quelques recettes maison

Tisanes pour contrer l'insomnie

2 c. à thé (10 ml) de millepertuis
1 c. à thé (5 ml) de valériane
1 c. à thé (5 ml) de camomille
2 tasses (500 ml) d'eau de source

2 c. à thé (10 ml) de houblon
1 c. à thé (5 ml) de passiflore
1 c. à thé (5 ml) de camomille
1 pincée de menthe poivrée
2 tasses (500 ml) d'eau de source

Tisane pour combattre la grippe

1 c. à thé (5 ml) de millepertuis
1 c. à thé (5 ml) de menthe poivrée
1 c. à thé (5 ml) d'échinacée
2 tasses (500 ml) d'eau de source

Vin relaxant à la valériane

1 3/4 oz (50 g) de racines fraîches de valériane
4/5 de tasse (200 ml) de vin blanc sec

Faites macérer les racines broyées dans le vin pendant 1 mois.

Pour calmer la nervosité: 10 gouttes le matin et selon le besoin, midi et soir.

Pour combattre l'insomnie: 20 gouttes avant le coucher.

Sirop d'églantier antiseptique

Alcool à 60 %
1/2 tasse (125 ml) de fruits d'églantier mûrs
Un peu de miel (au goût)

Laissez macérer les fruits broyés pendant 1 mois.

Versez 1/2 c. à thé (2 ml) dans 1/2 tasse (125 ml) d'eau de source ou de jus.

Huile de millepertuis

2 tasses (500 ml) d'huile d'olive pressée à froid
1 3/4 oz (50 g) de fleurs de millepertuis

Laissez macérer pendant 2 mois et filtrez.

Pour les douleurs internes et externes.

Coussin de rêves

1 toile de coton
1 3/4 oz (50 g) de strobiles de houblon
1 3/4 oz (50 g) de fleurs de tilleul

Mélangez les plantes et placez-les dans la toile pour confectionner un coussin.

Bain relaxant et régénérateur

18 oz (500 g) de feuilles de tilleul
18 oz (500 g) de feuilles de vigne
16 oz (500 ml) d'eau

Faites infuser le tilleul et les vignes dans l'eau. Filtrez et ajoutez le liquide obtenu à l'eau du bain. Des fleurs de pensée sauvage et de camomille peuvent être dispersées sur l'eau pour leurs odeurs agréables. Relaxez dans ce bain de 20 à 30 minutes en lisant un bon livre sur les plantes médicinales (optionnel !).

Chapitre 7

Autres considérations

« Il ne t'est jamais donné un désir
sans que te soit donné le pouvoir de le réaliser. »
« Il n'est jamais problème qui n'ait un cadeau pour toi. »
« Discute pour tes limites, et à coup sûr elles sont à toi. »
Richard Bach

Des moyens tout simples

Depuis le début des temps, l'homme recherche des façons d'accéder à un état de paix intérieure et universelle. Des moyens simples et accessibles peuvent heureusement être considérés pour leur côté pratique et leurs effets, à court et à long termes. Comme nous l'avons vu, le jardinage thérapeutique et l'aide des plantes médicinales sont d'excellentes façons de diminuer et même d'éliminer l'impact du stress et de l'anxiété qu'apporte le quotidien. Mais la prévention demeure toujours le meilleur moyen d'éviter la maladie.

Ce qui prime par-dessus tout, c'est l'attitude que nous adoptons. Nous ne devons pas rester passifs dans le maintien de notre santé en déléguant aux plantes ou aux médicaments la responsabilité de nous soigner quand ça ira mal. Être à l'écoute de soi est le premier devoir que l'on doit observer.

L'observation et le contrôle de sa respiration sont assurément un des moyens les plus pratiques et efficaces pour désamorcer la réaction en chaîne produite par un événement stressant. De fait, un des premiers réflexes devant l'adversité est de retenir son souffle ou de compresser sa respiration, ce qui provoque la distribution du gaz carbonique dans les tissus au lieu de l'éliminer par une respiration normale. Cela augmente également la présence de radicaux libres dans l'organisme. En conservant une respiration normale, profonde et adéquate, nous évitons à tout coup de perdre la maîtrise de nos émotions.

Reconnaître nos émotions et ce qui les affecte, ne pas laisser notre bonheur dépendre de ce qui est extérieur à nous-mêmes et nous responsabiliser face à nos actions et à leurs conséquences sont des moyens de prendre en main notre destinée et ce que nous vivons et éprouvons.

Tout ce que nous sommes et ce que nous faisons a un impact sur l'espace et le temps. Il faut être conscient que, chaque instant de notre vie, nous faisons des choix qui détermineront les futurs possibles qui nous attendent. Trop souvent, lorsqu'on est anxieux, l'état d'esprit modifié dans lequel nous nous trouvons obstrue cette conscience. Nous choisissons alors des solutions par dépit, sans prendre le temps de calculer leurs répercussions.

Il faut donner la priorité à la valeur de nos sentiments. Aller à l'encontre de ce que nous sentons pour quelque raison que ce soit ne peut que créer un conflit interne, une perte des valeurs morales et de ce qui nous tient vraiment à cœur. La qualité de notre cheminement et de nos relations avec autrui en dépend.

Tous les chercheurs qui ont étudié le stress et ses répercussions sur la qualité de la vie ont tenté d'apporter des solutions applicables pour l'ensemble de la population. Hans Selye, qui a produit la démonstration scientifique que nos codes de comportements affectent énormément la façon dont notre organisme réagit face au stress, a consacré par la suite sa vie à partager ce qu'il nomme la « philosophie de la gratitude ». En réagissant par la colère devant une situation agressante, nous ne faisons que permettre à l'impulsion négative de poursuivre son chemin destructeur. Le fait d'adopter une attitude de conciliation peut désamorcer l'impact d'une réaction en chaîne forte en conséquences. Selon Selye, agir et vivre de façon à mériter l'amour de son prochain, en donnant et en recevant la joie, peut éliminer une grande partie du stress éprouvé au quotidien.

Une étude de l'Université Harvard a démontré que marcher 30 minutes par jour pouvait éliminer le stress accumulé durant la journée et même augmenter les capacités intellectuelles. Sortir pour promener son chien n'est qu'un aspect indirectement bénéfique de la zoothérapie. Les animaux ont beaucoup à nous apprendre. Les moyens les plus simples sont souvent les meilleurs, il ne suffit que de les prendre.

Lorsque l'on est face à une situation ou à un problème qui semble dramatique, une simple réflexion peut parfois désamorcer un début d'anxiété. « Je me plaignais de ne pas avoir de souliers jusqu'à ce que je rencontre un homme qui n'avait pas de pieds. » L'herbe n'est pas toujours plus verte chez le voisin, et si c'est le cas, ce n'est peut-être que grâce aux engrais chimiques et aux herbicides ! N'oubliez pas que c'est dans votre cour que ça se passe.

Prendre l'habitude de s'accorder un temps d'arrêt après le travail peut aussi être extrêmement bénéfique. Le retour au foyer sera beaucoup plus agréable si l'on écoute une musique relaxante au lieu d'ouvrir la télévision pour le bulletin de nouvelles. L'effet thérapeutique de la musique, qui adoucit les mœurs, est prouvé depuis longtemps. Faire de la musique est encore plus bénéfique que de l'écouter. Même si vous n'êtes pas virtuose, il existe un instrument qui vous procurera beaucoup de plaisirs, simples et exutoires.

Juste pour rire

En musicothérapie, la note la plus malade de la gamme chromatique est *fa* bémol, car elle « vaut *mi* ».

L'humour est bien souvent relié à notre condition humaine ; de fait, il vaut mieux rire des pépins qui nous tombent dessus que de s'en faire. Le rire est un excellent moyen de diminuer les tensions. C'est aussi, pour plusieurs, un outil instinctif de réponse face aux tensions. Le rire est très accessible et sa propagation ne nécessite que quelques brefs instants ici et là.

Une étude a permis de confirmer les effets du rire sur le système immunitaire. Les échantillons de sang, prélevés sur des sujets qui venaient de visionner la projection de comédies durant une heure, ont révélé une nette augmentation des taux de l'hormone gamma-interféron qui a une incidence importante sur le système immunitaire.

D'autres études ont établi que le rire augmente la sécrétion de certaines hormones endorphines qui ont pour effet de relaxer les artères, d'abaisser la pression sanguine et qui procurent des effets positifs sur les systèmes cardiovasculaire et respiratoire. Cette étude a aussi confirmé une augmentation de l'efficacité du système immunitaire.

Voilà donc de bonnes raisons de semer l'envie contagieuse d'un jeu de mots ou d'une bonne blague dans votre quotidien. Grâce aux gens que vous rencontrez de façon régulière ou routinière, les effets du rire et du plaisir ainsi partagés se feront sentir sur l'ensemble de la journée. Quittez-vous sur un rire, le prochain contact sera toujours plus agréable.

Coups de cœur

Le **panic érigé.** Mon premier coup de cœur va à une « mauvaise herbe » qui porte le nom, fort approprié pour ce livre, de panic érigé. Cette graminée, longtemps considérée comme une nuisance, recèle une solution environnementale fort appréciable.

En effet, les chercheurs du Collège Macdonald, situé à Sainte-Anne-de-Bellevue, ont réussi à mettre au point une technique qui permettra de transformer cette plante, dont les prairies sont couvertes, en éthanol. Ajouté à l'essence, l'éthanol permet de réduire les gaz nocifs émis par les véhicules motorisés.

Le panic érigé contient une quantité impressionnante de cellulose qui peut maintenant être transformée en éthanol grâce à une enzyme naturelle découverte récemment sur un champignon par les recherches du collège.

L'éthanol produit jusqu'à maintenant est fait à partir du maïs. La culture de cette plante est exigeante en engrais et en pesticides, et cause donc des dommages à l'environnement. Le maïs doit aussi être semé chaque année, ce qui entraîne des dépenses d'énergie et des coûts de production élevés.

Le panic érigé est une plante vivace très robuste qui peut être semée tous les 10 ans. Sa culture n'exige que très peu d'eau et d'engrais. Un contrôle biologique facile à établir peut aussi éliminer l'usage de pesticides. De plus, cette plante produit deux récoltes par année. On estime que la production canadienne d'éthanol à partir de cette plante pourrait représenter plus de six milliards de litres annuellement, ce qui équivaut à la consommation actuelle d'essences pétrolifères.

Contrairement aux gaz produits par la consommation de pétrole, ceux produits par l'éthanol sont assimilables par les plantes qui s'en nourriront. L'utilisation de ce produit peut créer un cycle parfaitement écologique.

Dans plusieurs États américains, les lois exigent qu'un minimum de 10 % d'éthanol soit ajouté à l'essence, ce qui réduit de 10 % les émissions de gaz nocifs.

Au Canada, le prix du pétrole, qui est devenu tellement cher que ça n'a plus *d'essence*, va peut-être forcer les politiciens à prendre les mesures qui s'imposent. Ils n'ont plus d'excuses pour leur inaction, car cette technologie constitue maintenant une solution sûre, économique et créatrice d'emplois !

Parlez-en à votre député, ça le changera des stériles querelles de clochers auxquelles il se consacre la plupart du temps. N'oubliez pas que c'est vous qui payez la facture, et de bien des façons.

Un simple règlement. Les pressions de la population donnent parfois de très bons résultats. À preuve : à la suite des démarches de citoyens, les élus d'Hudson (Québec) ont décrété une interdiction complète de répandre des pesticides ou des herbicides sur le territoire de cette municipalité. Dans cette région, on verra bientôt les populations d'oiseaux et des nombreux alliés naturels revenir faire leurs nids et contribuer à l'équilibre d'un environnement régénéré et sain. Les enfants qui naîtront dans ces lieux courront 30 % moins de risques de développer un cancer.

Des lois solides. Mon dernier coup de cœur va à la ville de Tampa, en Floride, qui vient d'imposer la plus haute peine infligée à ce jour à un pollueur industriel, qui fera 13 ans de prison après avoir été reconnu coupable d'avoir déversé des produits toxiques sur les routes de l'État durant une période de quatre ans.

Ce pollueur n'était, bien sûr, qu'un transporteur et non un fabricant. Cela peut toutefois donner à réfléchir aux industriels qui préféreront troquer leur amour de l'argent contre celui de la liberté.

Quoi qu'il en soit, il est rassurant de voir que les lois environnementales, longtemps considérées comme inefficaces, prennent du poil de la bête.

Un dernier mot

« On enseigne le mieux ce qu'on a le plus besoin d'apprendre. »

Cette citation de Richard Bach m'est fréquemment revenue à l'esprit au cours de la rédaction de ce livre.

Ce fut particulièrement clair un matin alors que je m'apprêtais à écrire, très relax, le café à la main. Taia, vieille et fière représentante de la race canine, couchée à mes pieds, ronflait de bon train. La réception d'un appel téléphonique de mon assureur m'a alors informé de la perte d'un revenu substantiel et attendu... Chose de la vie, me suis-je dit, et j'ai commencé mon travail. La date de tombée approchait et je n'avais pas de temps à gaspiller en vaines réflexions.

Après quelques minutes, alors que les mots commençaient à défiler, mon ordinateur a subi une défaillance majeure et s'est éteint, me laissant l'inspiration bloquée au bout des doigts... Il y a des jours comme ça, ai-je pensé avec un début de nervosité, et je me suis préparé pour aller faire réparer ce problème en me disant que cette technologie ne m'aime pas et que je le lui rends bien. C'est à ce moment précis que l'embrayage de mon vieux Jeep a choisi pour me lâcher.

En l'espace d'à peine quelques secondes, ce fut comme si le ciel me tombait sur la tête. Tout à coup désemparé devant cette suite rapide d'événements, je suis resté assis sur le siège du véhicule en tentant de m'adapter à la situation pour trouver des solutions rapides afin de pouvoir continuer à travailler.

Paradoxalement, je me suis mis à observer les changements de ma respiration, de mon rythme cardiaque, un assèchement de la bouche et un début de transpiration. La recherche, que voulez-vous, est un élément indissociable de l'écrivain.

Eh bien, oui ! Je suis stressé ! J'aurai bientôt 40 ans, je fais maintenant un métier sédentaire (mais que j'aime). Plusieurs années de travaux horticoles m'ont fréquemment exposé aux pesticides et mon voisin (encore Roland) m'énerve au plus haut point lorsqu'il passe la tondeuse pour la troisième fois de la semaine.

Je dois toutefois avouer que la rédaction de ce livre m'a beaucoup aidé.

Cela confirme les résultats d'une étude, rapportée par le *Journal of the American Medical Association,* qui a démontré que le fait de prendre 20 minutes par jour pour relater par écrit les événements stressants de la journée diminue de beaucoup leur impact. Alors, imaginez huit heures par jour à en décrire les symptômes !

Mais ce qui me stresse encore, vous vous en doutez, c'est l'environnement.

Comme je le disais, la vie sous toutes ses formes est basée sur un nombre infini de compromis. Pourtant, l'attitude que l'humanité adopte parfois fait plutôt croire que la vie est perçue comme une maladie mortelle transmise sexuellement.

Quelquefois, les aventures d'un messie récalcitrant ou d'un prophète venu des Andes tentent bien d'apporter des solutions et des moyens pour que nous puissions nous accorder aux lois de la vie et de l'harmonie. Le succès que remportent ces écrits démontre que bien des gens éprouvent le malaise de ne pas vivre en accord avec les principes fondamentaux d'une existence harmonieuse.

Je ne suis qu'un horticulteur devenu écrivain. Ce livre n'est que l'humble contribution que je peux apporter. Mais je sais très bien que l'on récolte ce que l'on sème, et il y a une chose dont je suis certain, l'amour, l'harmonie et la santé, ça se cultive.

De toute l'histoire humaine, il n'a jamais été aussi important de semer et de récolter ce que la vie a de plus beau à offrir : la joie dans le bonheur.

Pensez-y, la balle est maintenant dans votre camp.

Quant à moi... un peu de kava, bien installé dans le jardin avec ma guitare ou ma flûte traversière, je penserai à quelques blagues, et ça ira mieux.

En passant, connaissez-vous celle du clown qui se rend chez le médecin ?

Il lui dit : « Docteur, je ne sais pas ce que j'ai... je me sens drôle. »

Références

ASSIWINI, Bernard. *La médecine des Indiens d'Amérique*, Montréal, Guérin littérature, 1988, 448 p.

AZOULAY, David A. *Guide de santé par les plantes*, Montréal, Québec Livres, 1996, 246 p.

BINETTE, André et Francine BOUCHER. *Bien vivre le stress*, Boucherville, Éditions de Mortagne, 1981, 189 p.

BLOOMFIELD, Harold H. *Healing Anxiety with Herbs*, New York, HarperCollins Publishers, 1998, 344 p.

BLUMENTHAL, M. J., T. GRUENWALD, C. W. HALL et R. S. RIGGINS. *German Commission E Monographs*, American Botanical Council, 1997.

CHAPDELAINE, Benoit. « Vive la biodiversité », dans *Québec Science*, avril 1994, p. 7.

HUFFMAN, Karen. *Psychology in Action*, San Marcos, John Wiley & Son, 1987, 686 p.

JACOBSON, Edmund. *Savoir relaxer pour combattre le stress*, Montréal, Éditions de l'Homme, 1980, 175 p.

LAMARRE, Daniel. *Le millepertuis, la santé dans son jardin*, Outremont, Éditions Quebecor, 1999, 175 p.

MARIE-VICTORIN, Frère. *La flore laurentienne*, Montréal, Presses de l'Université de Montréal, 1964, 925 p.

Rodale's All-New Encyclopedia of Organic Gardening, Emmaus, Rodale's Press, 1992, 690 p.

ROSNAY, Joël de. *Les chemins de la vie*, Paris, Éditions du Seuil, 1983, 191 p.

SCHNEIDER, Anny. *Plantes sauvages médicinales*, Montréal, Éditions de l'Homme, 1999, 302 p.

SELYE, Hans. *Stress sans détresse*, Montréal, Éditions La Presse, 1988, 175 p.

SIROIS, Alexandre. « La révolution alimentaire », dans le journal *La Presse*, 17 juillet 1999, p. B6.

VALNET, Jean. *Phytothérapie*, Paris, Maloine S. A. éditeur, 1983, 639 p.

WOLVERTON, B. C. *Interior Landscape Plants for Indoor Air Pollution Abatement*, National Aeronautics and Space Administration, 1989, 27 p.

Annexes

Quelques bonnes adresses

Voici une liste des organismes avec lesquels vous pourrez communiquer pour des informations supplémentaires.

Agence de la sécurité des produits pharmaceutiques : (514) 283-5488.

Association des herboristes du Québec : (450) 435-2979.

Association québécoise des phytothérapeutes : (514) 722-8888.

Centre antipoison du Québec, Centre hospitalier de l'Université Laval : 1 800 463-5060.

Collège des médecins du Québec : 1 888 MÉDECIN ou (514) 933-4441.

Direction générale de la protection de la santé : 1 800 561-3350.

Fédération canadienne de la faune, Programme « Les jardins des années d'or » : 1 800 563-9453.

Office de la protection du consommateur : (514) 873-3701.

Ordre des naturothérapeutes du Québec : (514) 279-6641.

Santé Canada : (450) 646-1353.

Plants et semences

Gaia Herbs
108 Island Ford Road
Brevar, NC, USA, 28712
Tél. : 1 800 717-7780
Téléc. : 1 800 717-1722

Seeds of Change
P. O. Box 15700
Santa Fe, NM, USA,
87506-5700
Tél. : 1 888 762-7333

Hypericum Buyers Club
8205 Santa Monica Boulevard
Los Angeles, CA, USA, 90068
Tél. : 1 888 497-3742

Seed Savers Exchange
3076 North Winn Road
Decrah, IA, USA, 52101
Tél. : (319) 382-5990
Téléc. : (319) 382-5872

Divers

Association Flora Québéca
80, Route 116
Ulverton (Québec)
J0B 2BO
Tél. : (819) 623-1729
Téléc. : (819) 826-3314
Association vouée
à la sauvegarde des plantes
sauvages menacées.

Les jardins du Grand Portage
800, chemin du Portage
Saint-Didace (Québec)
J0K 2G0
Tél. : (450) 835-5813
Ateliers sur la culture
écologique.

Guilde des herboristes
du Québec
C. P. 47555
Succ. Plateau-Mont-Royal
Montréal (Québec)
H2H 2S8
Regroupement d'herboristes.
Ateliers, journal, références.

Projet pour une agriculture
écologique.
Collège Macdonald
Sainte-Anne-de-Bellevue
(Québec)
H9X 1C0

Guide du routard cybernétique

Les adresses électroniques qui suivent sont établies depuis un bon moment déjà ; elles étaient valides au moment d'aller sous presse. Ces sites sont sous la gestion d'organismes accrédités et d'entreprises reconnues.

Sites francophones

Santé

Accès santé : http://www.med-access.com
Répertoire francophone des ressources en santé.

Centre de recherche clinique : www.crc-cuse.usherb.ca/
Centre universitaire de l'Estrie pour l'avancement des sciences et de la santé.

Conseil de recherches médicales du Canada : www.crm.gc.ca/
Organisme fédéral, programmes, publications, infocapsules, etc.

GlobalMédic : http://www.globalmedic.com/fr
Site d'éducation et de prévention.

Info-stress : www3.sympatico.ca/infostress/
Organisme sans but lucratif. Infos sur le stress, l'anxiété, l'angoisse et l'épuisement. Aide par courrier électronique.

Phobies zéro : www.phobies-zero.qc.ca/
Organisme d'écoute pour les gens qui souffrent d'anxiété, de phobies, de trouble panique, etc.

Planète santé : planete.qc.ca/sante/
Informations quotidiennes sur la santé.

PsychoMédia : http://www.psychomedia.qc.ca
Informations, échanges et entraide en psychologie.

Réseau canadien de la santé des femmes :
http://www.cwhn.ca/indexfr.htlm
Répertoire des ressources en santé des femmes.

Santé Canada en direct : www.hc-sc.gs.ca/français
Centre de ressources du ministère de la Santé.

Santé-net Québec : www.pageweb.qc.ca/sante/
Informations générales.

Environnement, faune et protection

Amnistie internationale : http ://www.amnistie.qc.ca
Droits de l'homme.

Biosphère : www.biosphere.ec.gc.ca/
Centre canadien d'observation environnementale.

Centre de conservation des sols et de l'eau : www.ccse-swcc.nb.ca/
Agence de promotion pour une agriculture durable.

ÉcoRoute de l'information : ecoroute.uqcn.qc.ca/
Site de l'Union québécoise pour la conservation de la nature. Salon permanent de l'environnement et du développement durable.

Forêt virtuelle : sylva.for.ulaval.ca/foret/
Site de l'Université Laval. Visitez une forêt entretenue par les membres.

Ministère de l'Environnement et de la Faune du Québec :
http ://www.mef.gouv.qc.ca
Site d'informations générales.

Oiseaux virtuels : http ://www.mic.qc.ca/ornitho
Site doté de nombreux liens avec des sites connexes.

Société d'entomologie du Québec :
http ://ecoroute.uqcn.qc.ca/group/seq
L'univers des insectes.

Divers

Centre de recherches Robert-Griffard, Université Laval :
www.crulrg.org/
Centre de recherches sur les causes des maladies mentales adultes et infantiles.

Conseil national de recherches du Canada (CNRC) :
www.corpserv.nrc.ca/
Site officiel du CNRC.

Humourvirtuel.com : www.humourvirtuel.com
Site de blagues et d'entrevues avec des humoristes.

Sites anglophones

BIOSynergy Health Alternatives : www.biosynergy.com
Un autre bon endroit pour des semences.

Northern light : http ://www.nlsearch.com
Ce moteur de recherche est très convivial et est relié à plus de deux millions de sites.

Reach4Life Quality Products : www.reach4life.com
Pour des semences de qualité.

Il existe, bien sûr, des centaines d'autres sites, car la profusion de l'information concernant l'herboristerie est incalculable. Toutefois, ces informations ne sont pas toujours vérifiables. Il faut donc conserver une approche prudente avant de suivre les recommandations que vous trouverez dans ce média.

Table des matières